Sylvie Hinderberger

Christopher J. Hammond

ADELGAZAR SEGÚN LOS GRUPOS SANGUÍNEOS

LAS RECETAS

VERGARA

GRUPO ZETA

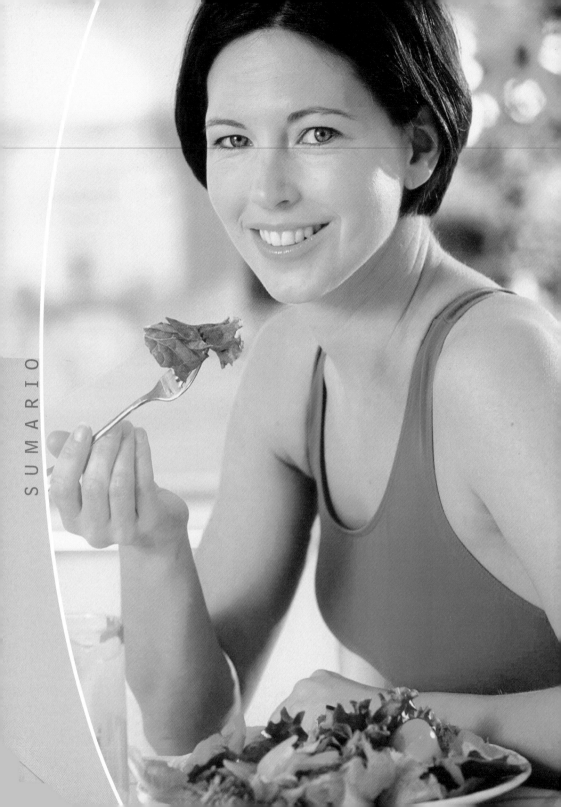

Sumario

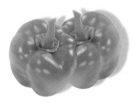

SUMARIO

Abreviaturas
   kg   = kilogramo
   g   = gramo
   l   = litro
   ml   = milímetro
   cm   = centímetro

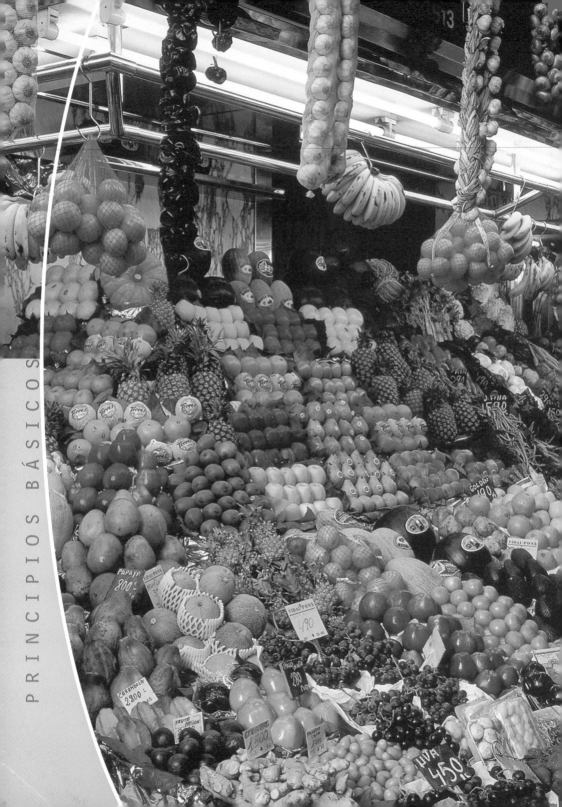

Principios básicos

La dieta mediterránea por grupos sanguíneos nos ayuda a estar más sanos y refuerza nuestra vitalidad y bienestar. Esta dieta se ajusta a las necesidades que la genética impone a nuestro cuerpo, facilitando así el control natural de los problemas de peso y de otros trastornos corporales. El capítulo siguiente presenta los principios básicos de la dieta mediterránea por grupos sanguíneos, expone la relación existente entre los distintos grupos sanguíneos y la alimentación y muestra los efectos que tienen en nuestro cuerpo algunos productos como el pescado, el aceite de oliva y el vino tinto.

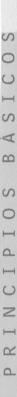

La dieta mediterránea por grupos sanguíneos

La dieta mediterránea por grupos sanguíneos es una inteligente combinación de dos tipos de alimentación muy saludables: la dieta por grupos sanguíneos de Peter D'Adamo y la cocina ligera del Mediterráneo, conocida habitualmente con el nombre de dieta mediterránea.

Dos tipos de alimentación muy saludables

Conocida desde hace relativamente pocos años, la dieta por grupos sanguíneos se basa en los descubrimientos del médico naturalista Peter D'Adamo. Éste afirma que no todas las personas digieren de igual manera los alimentos y que tales diferencias están condicionadas por la pertenencia a los distintos grupos sanguíneos. Así pues, en función de éstos, las personas requieren de una alimentación diferente, que a su vez también estará condicionada por el desarrollo individual de cada uno.

El ejemplo más conocido de la saludable cocina mediterránea es la denominada «dieta de Creta». No obstante, el término «dieta» puede resultar un tanto confuso, pues no se trata de una dieta tal como la entendemos hoy en día, esto es, un tipo de alimentación en el que se reducen las calorías para conducir (lo más rápidamente posible) a una pérdida de peso. Así pues, en este contexto el término dieta debe entenderse como un tipo de alimentación ajustado a las necesidades de cada individuo. Visto de este modo, una dieta es una alimentación completa basada en alimentos equilibrados y que proporciona al cuerpo todos los nutrientes, vitaminas y minerales necesarios.

Alimentos sanos

Muchos alimentos de la cocina mediterránea favorecen los efectos de la dieta por grupos sanguíneos. Así, el aceite de oliva y el pescado contienen ácidos grasos que nos protegen de afecciones cardíacas. El ajo y el vino tinto reducen el nivel de colesterol y las hierbas frescas proporcionan numerosas vitaminas.

Los alimentos adecuados

La elección y la combinación de los alimentos son los dos pilares sobre los que se asienta la dieta mediterránea por grupos sanguíneos.
Las recetas tienen su origen en la tradición culinaria de los países
del Mediterráneo, pero la elección de las mismas y los ingredientes
empleados siguen la teoría de la dieta por grupos sanguíneos. De
este modo, todos los alimentos que ingerimos se adaptan a nuestras
necesidades genéticas y son aprovechados por nuestro organismo de
forma óptima.

Consejo
Al final del libro se incluye una tabla de alimentos en la que encontrará los más adecuados para usted.

Adelgazar con la dieta mediterránea por grupos sanguíneos

Si seguimos la dieta mediterránea por grupos sanguíneos, adelgazaremos poco a poco, sin tener que contar las calorías de cada comida. Sin embargo, aquellos que deseen conocer con exactitud
el número de calorías encontrarán en cada receta una completa tabla con los contenidos en calorías, proteínas, hidratos de carbono y
fibra.
Asimismo, ya no será necesario ayunar ni pasar hambre, pues el
cuerpo sólo ingiere aquellos alimentos que puede aprovechar de manera óptima. Por otra parte, la fruta, la verdura y los cereales, que
son los principales ingredientes de esta dieta, tienen un número muy
reducido de calorías.
Así pues, la dieta mediterránea por grupos sanguíneos no es ningu-
na dieta de adelgazamiento, sino una forma de alimentación que nos
enseña a utilizar los alimentos de manera razonable, siendo conscientes de las sustancias que ingerimos y de cuáles son los compo-
nentes de un plato. La máxima de esta dieta no es la renuncia, sino
la elección y la combinación sensata de los alimentos, evitando de
este modo la recaída en los viejos hábitos alimenticios y el consi-
guiente y temido efecto yo-yo.

PRINCIPIOS BÁSICOS

Adelgazar según los grupos sanguíneos

¿Quién no desea estar delgado, sano y lleno de vitalidad y energía? Sin embargo, a menudo la realidad es bien diferente: muchos de nosotros padecemos problemas de peso o trastornos digestivos y nos quejamos de cansancio y falta de energía. El origen de esta situación se encuentra en nuestra alimentación, principalmente en la elección de los alimentos. Los investigadores son conscientes desde hace tiempo de que no todas las personas digieren de igual forma, los llamados «alimentos sanos». No obstante, fueron el médico naturalista norteamericano James D'Adamo y su hijo Peter los primeros en descubrir e investigar el origen de esta circunstancia.

Un importante descubrimiento

La sensacional contribución de D'Adamo consistió en descubrir que el hecho de digerir mejor o peor determinados alimentos se halla en relación con nuestro grupo sanguíneo. Ya en los años cincuenta James D'Adamo observó que los pacientes de un sanatorio no digerían de igual manera los alimentos. D'Adamo tuvo entonces la brillante idea de que este hecho podría estar relacionado directamente con el grupo sanguíneo, de modo que determinó a qué grupo pertenecía cada paciente y observó cómo reaccionaban a los alimentos los distintos grupos sanguíneos. Los resultados fueron sorprendentes, pues se puso de manifiesto una clara relación entre el grupo sanguíneo y la alimentación.

Peter D'Adamo continuó la labor de su padre, comprobó científicamente su teoría, la sistematizó y la completó.

Óptimo, neutro, perjudicial

Nuestros alimentos pueden dividirse en tres grandes grupos: productos muy bien tolerados por nuestro grupo sanguíneo que resultan «óptimos»; productos que son «perjudiciales» y productos que no tienen ningún efecto manifiesto sobre nuestro metabolismo y que son alimentos neutros.

La sangre y los grupos sanguíneos

Nuestra sangre funciona como una especie de empresa de transportes, pues se encarga de llevar oxígeno y nutrientes a los tejidos de nuestro cuerpo, recoger los residuos de las células (por ejemplo, el dióxido de carbono) y transportarlos para su eliminación. Además, en la sangre se encuentran anticuerpos y proteínas que forman parte del sistema inmunológico y que se adhieren a determinadas estructuras superficiales de los cuerpos extraños y los agentes patógenos. Esto provoca la aglutinación, es decir los cuerpos extraños se agrupan o aglutinan para ser reconocidos y destruidos mejor.

Todas las personas pertenecen a uno de los cuatro grupos sanguíneos existentes: 0, A, B y AB. Estos grupos sanguíneos se diferencian principalmente a partir de la estructura superficial de los glóbulos rojos, los denominados antígenos. Por ejemplo, si mediante una transfusión se juntan dos grupos sanguíneos diferentes, se puede producir de inmediato una fuerte reacción de los anticuerpos.

Los grupos sanguíneos y la tolerancia a los alimentos

El origen de los diferentes niveles de tolerancia a los alimentos se encuentra en la historia evolutiva de la humanidad, pues durante este proceso el ser humano ha ido continuamente haciéndose con nuevos espacios vitales y adquiriendo nuevos hábitos alimenticios. Así pues, el aparato digestivo, el metabolismo y el sistema inmunológico se han visto enfrentados a nuevos retos una y otra vez, y como consecuencia de ello se produjeron una serie de mutaciones que hicieron que del grupo sanguíneo original 0 surgieran tres nuevos grupos que se adaptaban mejor a las nuevas condiciones de vida.

Paralelamente a la transformación de los hábitos alimenticios se produjo un cambio del sistema inmunológico. Así, si ingerimos algún alimento que no resulta adecuado para nuestro grupo sanguíneo, puede producirse una reacción de los anticuerpos. Esto se debe a que el sistema inmunológico confunde determinadas proteínas «desconocidas» (lectinas) con los antígenos de un grupo sanguíneo diferente, causando trastornos digestivos y ralentizando el metabolismo.

PRINCIPIOS BÁSICOS

El grupo sanguíneo 0

Los primeros seres humanos pertenecían al grupo sanguíneo 0. Éstos vivieron hace unos cuarenta mil años en África y eran hábiles cazadores que se alimentaban sobre todo de carne. Los alimentos de origen vegetal quedaban relegados a un papel secundario.

Las enormes cantidades de proteína animal ingeridas tuvieron importantes repercusiones en el sistema digestivo de nuestros antepasados. Así, las personas que pertenecen al grupo sanguíneo 0 no presentan ningún tipo de problema para la digestión de la carne, pues poseen una gran concentración de ácidos en el estómago que son muy importantes para la digestión de la proteína.

Además de la carne, estas personas también toleran bien el pescado. Éste, con su elevado contenido en ácidos grasos Omega-3, desempeña un importante papel en el tratamiento y la profilaxis de las enfermedades gastrointestinales inflamatorias, que afectan frecuentemente a las personas de grupo sanguíneo 0. Asimismo, el alto contenido en yodo regula el funcionamiento de la glándula tiroidea, que también puede sufrir algún trastorno y provocar problemas de peso. No obstante, hay que señalar que los que pertenecen a este grupo sanguíneo no toleran todas las proteínas animales sin dificultad, sino que de hecho deben evitar la leche de vaca y otros productos lácteos.

Asimismo, debido a la importante concentración de ácidos en el estómago, la digestión de hidratos de carbono tampoco les resulta fácil. No es indicado el consumo de trigo. Las patatas y algunos tipos de judías y de legumbres tienen también efectos negativos para su metabolismo, que por otra parte tolera muy bien el arroz.

La fruta y las verduras frescas son también una clave importante para la alimentación de los «carnívoros» del grupo sanguíneo 0. No obstante, se deben evitar algunos tipos de vegetales que les resultan poco digestivos, como ciertos tipos de col y las berenjenas. Puesto que, debido a la alta concentración de ácido, su estómago tiende a la acidez, se recomienda prescindir de frutas ácidas.

Cuidado con la falta de yodo

Para ayudar a regular el funcionamiento de la glándula tiroidea en las personas del grupo sanguíneo 0, se debe utilizar al cocinar sal marina o sal yodada.

El grupo sanguíneo A

Los hombres abandonaron la sabana africana hace unos treinta mil años. Luego se extendieron por casi todo el mundo hasta alcanzar zonas en las que la caza era mucho más escasa, por lo que tuvieron que buscar nuevas fuentes de alimentación.

El grupo sanguíneo A surgió hace unos veinticinco mil o quince mil años en Oriente Próximo y en Asia. El cazador nómada se convirtió entonces en un agricultor sedentario y los cereales y otros vegetales pasaron a desempeñar el papel principal en su alimentación. Por este motivo, las personas pertenecientes a este grupo sanguíneo toleran la proteína animal peor que las personas del grupo sanguíneo O. Su aparato digestivo se encuentra especialmente adaptado para la digestión de hidratos de carbono. La concentración de ácidos en el estómago es menor, lo que hace que la digestión de las carnes resulte muy lenta. Además, no todos los nutrientes contenidos en la carne se transforman en energía, sino que se acumulan en forma de grasa.

La leche y los productos lácteos, con la excepción del yogur, tampoco son aconsejables para estas personas debido a su contenido en lectina.

Por el contrario, el pescado es una buena fuente de energía. Debido a su menor cantidad de tejido conjuntivo, el pescado resulta más digestivo que la carne, y los aceites que contiene reducen el riesgo de enfermedades circulatorias, que suelen afectar a las personas de este grupo sanguíneo.

Toleran el arroz y los cereales, aunque se recomienda tener cuidado con el trigo, ya que la musculatura puede acidificarse. Al contrario que las del grupo sanguíneo O, estas personas necesitan tejido muscular básico para tener capacidad de rendimiento. En cualquier caso, se debe evitar el consumo de patatas y algunos tipos de legumbres, como por ejemplo los garbanzos, ya que pueden causar trastornos de peso y problemas de salud.

Las personas de este grupo sanguíneo toleran la alimentación vegetariana especialmente bien, por lo que muchas de ellas son consciente o inconscientemente vegetarianas. Para alimentarse de una manera sana con productos vegetales resultan adecuados prácticamente todos los tipos de verduras y frutas. No obstante, es preferible evitar los tomates debido a su alto contenido en lectina.

El grupo sanguíneo B

Este grupo sanguíneo surgió hace unos diez mil o quince mil años entre el Himalaya y la India. Las condiciones de vida en esta región eran extremas: el clima era muy duro y la obtención de alimentos era a menudo irregular y éstos muy poco variados. Los productos lácteos fermentados constituyen un pilar fundamental de la alimentación, aunque la cría de ganado no le iba a la zaga.

Las personas del grupo sanguíneo B pueden comer prácticamente de todo y, gracias a su robusto aparato digestivo, apenas tienen problemas con una alimentación rica y variada. Por otra parte, los nutrientes trabajan de una manera especialmente efectiva, lo que puede originar sobrepeso.

Estas personas toleran muy bien la leche y sus derivados, a excepción de los quesos al estilo Roquefort y los quesos para fundir. También digieren la carne sin dificultad, aunque deberían prescindir del consumo de aves, a excepción del pavo. La carne de ave les resulta poco saludable debido al elevado contenido en lectina.

El pescado, especialmente el pescado de mar, resulta muy digestivo. No obstante, se recomienda tener cuidado con los mejillones, los cangrejos y otros mariscos, pues contienen proteínas que resultan dañinas para las personas pertenecientes a este grupo sanguíneo. En cuanto a los hidratos de carbono, se impone realizar una cuidada selección, pues toleran las patatas, numerosas legumbres y varios tipos de cereales, pero también deben evitar una serie de productos. Entre éstos se encuentran el trigo sarraceno, las lentejas y el maíz, pues pueden influir negativamente en el nivel de azúcar sanguíneo. Tampoco resulta aconsejable el centeno, ya que su contenido en gluten es perjudicial para el metabolismo de la insulina, impide la óptima transformación de los nutrientes y hace que éstos se depositen en forma de grasa.

Al igual que ocurre con el resto de los grupos sanguíneos, la alimentación de las personas del grupo sanguíneo B debería basarse principalmente en vegetales. Entre las distintas clases de frutas y verduras, estas personas encontrarán una gran variedad de productos ideales para su dieta. No obstante, deben evitar el consumo de tomates, por otra parte tan habituales de la cocina mediterránea.

El grupo sanguíneo AB

El grupo sanguíneo AB existe tan sólo desde hace mil o mil doscientos años. Debido a su tardía aparición, este grupo sanguíneo es muy poco habitual. Surgió en la época de las migraciones, cuando el grupo sanguíneo A de los habitantes de la Europa central y del Este se mezcló con el grupo sanguíneo B de los mongoles de Asia. El grupo sanguíneo AB presenta una combinación de características propias de los grupos A y B. No obstante, la zona gastrointestinal es menos robusta frente a la alimentación típica de los grupos sanguíneos A o B. En general, la alimentación es similar a la del grupo sanguíneo B, pero presenta enfermedades características del grupo A.

Al igual que las del grupo A, las personas del grupo sanguíneo AB tienen una escasa concentración de ácidos en el estómago, por lo que deben reducir el consumo de carne y de ave. No obstante, toleran muy bien algunas carnes (por ejemplo, pavo, cordero y conejo), aunque deben consumirlas con moderación. En este caso conviene que completen su dosis diaria de proteínas con pescado y productos lácteos. Con respecto a los hidratos de carbono también existen coincidencias con los grupos sanguíneos A y B. En el caso del trigo sarraceno y el maíz, vale lo mismo que para el grupo sanguíneo B, pues pueden influir negativamente su nivel de azúcar en la sangre. En lo que a las legumbres se refiere, la situación es similar al grupo sanguíneo A: por ejemplo, deben evitarse los garbanzos. El consumo de trigo un par de veces por semana no plantea problemas.

Las personas que deseen alimentarse de forma verdaderamente sana deben convertir la fruta y las verduras en los ingredientes principales de su dieta. Estos productos neutros contienen vitaminas y minerales de gran importancia. Salvo excepciones (por ejemplo, las alcachofas), las hortalizas suelen ser muy digestivas. Incluso los tomates, que no sientan bien a los grupos sanguíneos A y B, resultan inofensivos. En el caso de la fruta, se recomienda consumir las de alto contenido en vitamina C, que son especialmente saludables para las personas del grupo sanguíneo AB, salvo las naranjas, pues irritan el estómago.

Distribución de los grupos sanguíneos

0	43 %	B	7 %
A	46 %	AB	3,5 %

La saludable cocina mediterránea

La dieta mediterránea, griega, italiana, francesa o turca, es cada vez más variada. La verdura, la fruta y el pescado no son sólo sabrosos, sino también muy sanos, por eso tienen una gran presencia en nuestras recetas. Sin duda cada vez son más las personas que se dan cuenta de que una dieta equilibrada refuerza su bienestar.

Un estudio con consecuencias

Ya en los años cincuenta especialistas en alimentación norteamericanos realizaron un estudio para investigar los efectos que las dietas de diferentes países de todo el mundo tenían sobre la salud de las poblaciones correspondientes. De este modo se esperaba reunir datos significativos para la prevención de enfermedades.
Los resultados fueron claros: en los países mediterráneos la esperanza de vida era mucho mayor que en otros países industrializados, como por ejemplo Estados Unidos o los Países Bajos. Asimismo, los habitantes de esta zona sufrían muchas menos enfermedades coronarias, lo que suponía un descubrimiento extraordinario teniendo en cuenta el elevado porcentaje de afectados y de mortalidad que presentaban otros países.

Hábitos alimenticios y bienestar

Los científicos tenían la certeza de que el bienestar físico y la elevada esperanza de vida mantenían una estrecha relación con la dieta propia de estos países. Así pues, fue sencillo llegar a la siguiente conclusión: seguir una dieta parecida a la mediterránea implica fortalecer la salud y evitar enfermedades de corazón.
En la actualidad, sabemos que la saludable dieta de la zona mediterránea, basada principalmente en frutas y verduras frescas, hidratos de carbono, pescado, aceite de oliva y —con cierta mesura— vino

tinto, no sólo ayuda a evitar afecciones cardíacas, sino que también tiene efectos positivos sobre nuestro metabolismo y puede ayudar a reducir el exceso de colesterol, y a regular la presión sanguínea y el sobrepeso.

Disfrutar con calma

La mala costumbre de comer algo de pasada, en el sentido literal de la expresión, se ha extendido cada vez más en los últimos años. Muchas personas ya no tienen tiempo —o no quieren dedicarlo— de sentarse con calma a la mesa y disfrutar plenamente de la comida con todos sus sentidos.

Por el contrario, nos acordamos de las últimas vacaciones en el sur, añoramos las deliciosas veladas en un chiringuito de playa, el menú de tres platos en el restaurante o las simpáticas personas de la mesa contigua.

Sin duda, este estilo de vida moderno se extiende también en el sur de Europa, con todas sus ventajas y desventajas. La proliferación de locales de comida rápida tampoco se ha contenido en estos países. Sin embargo, tradicionalmente la gente del sur suele tomarse su tiempo para disfrutar de las comidas. Por ejemplo, por las noches se cena muy tarde en comparación con los países nórdicos, a menudo a las diez de la noche.

Por un lado, esto tiene que ver con el clima, pero por otro, deja tiempo suficiente para solucionar los asuntos más o menos molestos de la vida cotidiana y entregarse en un ambiente relajado a la familia y los amigos. Al mediodía es la siesta, cada vez más en desaparición, la que permite desconectar durante un rato de la rutina diaria.

No se trata de cambiar por completo nuestros hábitos alimenticios ni de hacer siempre una pequeña siesta después de cada comida (lo cual a menudo no resulta posible debido a nuestro trabajo o porque tenemos niños).

Será suficiente con comer de una manera más consciente y en una mesa bien puesta.

El momento de la comida no debe verse como una obligación más que hay que liquidar lo antes posible, sino como una oportunidad para favorecer nuestro bienestar psíquico y físico.

La base culinaria de la cocina mediterránea

Sin duda la cocina mediterránea varía mucho de una zona a otra. Esto no se debe únicamente a las características geográficas, sino también a las tradiciones y al pasado cultural. Por ejemplo, en Turquía y en España pueden saborearse los influjos de la cocina oriental, mientras que la cocina del norte de Italia se distingue notablemente de la del sur del país. No obstante, a pesar de todas las diferencias, la cocina mediterránea se basa en la combinación de unos cuantos ingredientes que están presentes en todos los países de la zona.

Pastas y arroces

En principio podemos afirmar que si deseamos seguir una alimentación sana, los hidratos de carbono deben constituir la base de nuestro menú (lo ideal es que constituyan el 60 %). Los hidratos de carbono son necesarios para que el hígado desdoble la grasa y los minerales puedan ser transportados por el cuerpo a través del torrente sanguíneo.

Los hidratos de carbono desempeñan un importante papel en la cocina mediterránea: en Italia es la pasta, el risotto y la polenta; en Turquía, el arroz; en España, Francia y Grecia, también las patatas. Y en todas partes se acompaña la comida con pan fresco.

Durante mucho tiempo los hidratos de carbono han tenido la fama de engordar. Esto no es cierto, pues su sustancia nutritiva tiene sólo 4 kilocalorías por gramo, menos de la mitad de un gramo de grasa (9 kilocalorías). Asimismo, los hidratos de carbono producen una gran sensación de saciedad, esto es, uno come automáticamente menos cantidad. No obstante, si deseamos alimentarnos siguiendo la dieta por grupos sanguíneos, debemos prestar atención a la elección de los hidratos de carbono adecuados. Por ejemplo, solamente las personas de los grupos sanguíneos B y AB pueden tomar pasta y patatas, mientras que el arroz resulta indicado para cualquier grupo sanguíneo. En las tablas de alimentos que aparecen al final del libro podrá consultar qué hidratos de carbono resultan indicados para su grupo sanguíneo.

Fruta y hortalizas frescas

La cocina mediterránea es impensable sin unas hortalizas deliciosas y crujientes o una fruta fresca y jugosa. En el norte y el centro de Europa se consume mucha menos fruta y hortalizas que en el sur (200 kg de hortalizas y 150 kg de fruta fresca por persona al año). Las hortalizas y las frutas no sólo proporcionan a nuestro cuerpo numerosas vitaminas, minerales y fibra, sino también abundante energía en forma de los denominados hidratos de carbono complejos. Al contrario que los hidratos de carbono aislados (azúcar y harina blanca), que proporcionan energía durante un período de tiempo muy corto, esta clase de hidratos de carbono ofrecen una energía duradera y un nivel de azúcar sanguíneo constante. Sin duda alguna se trata de un efecto muy positivo, pues la fruta y las hortalizas no contienen grasa y poseen un bajo contenido en calorías (excepción: el aguacate y las aceitunas).

Ajo

El ajo es un importante condimento en la cocina mediterránea. Existen buenos motivos para ello, dada su importante contribución a la buena salud: este aromático bulbo contiene flavona, que posee un efecto positivo sobre el nivel de colesterol, pues reduce el colesterol LDL.

Una cocina condimentada

Las hierbas tienen un papel destacado en la cocina mediterránea, ya que proporcionan su aroma característico a muchos de los platos. Pero no sólo sirven para condimentar; también tienen efectos positivos para el organismo, gracias a sus vitaminas y minerales. Éstos, al igual que el aroma (a excepción del romero), se pierden al ser cocinados, por lo que se recomienda añadir las hierbas frescas siempre al final de la cocción.

Perejil

El perejil es el condimento ideal para todos los grupos sanguíneos (sólo es neutral para el A). Ayuda a prevenir afecciones cardíacas, refuerza los vasos sanguíneos, la presión sanguínea elevada (el perejil contiene 100 mg de potasio por cada 100 g) y refuerza el metabolismo.

PRINCIPIOS BÁSICOS

El pescado

Las proteínas, junto con los hidratos de carbono y las grasas, son los tres elementos que debemos aportar diariamente a nuestro organismo por medio de los alimentos, pues éste los necesita para la formación de músculos, hormonas y encimas.

Si bien la carencia de proteínas produce importantes problemas de salud, un consumo muy elevado puede tener consecuencias negativas para el cuerpo, pues el exceso de proteína se convierte en grasa. Si deseamos mantener una alimentación sana y equilibrada, debemos tomar aproximadamente 1 gramo de proteína por cada kilogramo de peso corporal.

Además de las verduras, las patatas y las legumbres, el pescado es también una importante fuente de proteínas en el sur. Su carne apenas tiene grasa y posee un reducido porcentaje de tejido, por lo que resulta especialmente digestivo. En la cocina mediterránea el pescado de mar ocupa un lugar privilegiado. Deberíamos consumirlo dos o tres veces por semana. Además de proteínas, proporciona también importantes minerales, sobre todo yodo.

Ácido graso Omega-3

El aceite de pescado es una excepción entre todos los aceites de origen animal, pues resulta especialmente saludable para el corazón y para los vasos sanguíneos. Los ácidos grasos no saturados Omega-3 que se encuentran en el pescado tienen un efecto positivo sobre el nivel de colesterol y deben ser ingeridos a través de los alimentos, al igual que todos los ácidos grasos esenciales para nuestro cuerpo. Las sardinas, el salmón y el atún son pescados especialmente ricos en ácido graso Omega-3.

El aceite de oliva

La grasa es un importante componente de nuestra alimentación. Tiene un elevado grado de saturación y realza el aroma de muchos platos. Sobre todo, se encarga de que las vitaminas solubles A, D, E y K, así como los ácidos grasos esenciales, pasen del intestino a la circulación sanguínea. Para que los efectos positivos de la grasa no se conviertan en negativos, podemos tomar diariamente un máximo de 70 gramos (incluidas las grasas que contienen los quesos, los embutidos o los pasteles).

La palabra colesterol aparece una y otra vez en relación con un elevado consumo de grasas.

El colesterol en sí es una sustancia necesaria para el cuerpo que forma parte de casi todas las células humanas y desempeña un importante papel en el sistema hormonal. El organismo está incluso preparado para producir colesterol por sí mismo, cosa que realiza con mayor intensidad cuanto menos cantidad de colesterol le llega desde fuera.

Las consecuencias negativas del colesterol para la salud aparecen cuando se deposita en el corazón o en las venas. Por otra parte, lo realmente importante no es el valor total de colesterol, sino la relación existente entre el colesterol bueno (HDL) y el colesterol malo (LDL). Si se limita radicalmente la ingestión de grasa, se reduce también el nivel de colesterol HDL, que protege los vasos sanguíneos de la arterioesclerosis.

Entre un tercio y la mitad de la ingesta diaria de grasa que necesita nuestro cuerpo debería cubrirse con ácidos grasos no saturados, pues rebajan claramente el nivel de colesterol LDL y elevan el nivel de colesterol HDL.

Ningún otro aceite tiene un porcentaje tan elevado de ácidos grasos no saturados como el aceite de oliva (en torno a un 75 %). Así pues, el «oro líquido» desempeña un importante papel en la regulación de los valores de colesterol. Al mismo tiempo protege de afecciones cardíacas, pues el aceite de oliva prensado en frío contiene antioxidantes que protegen los vasos sanguíneos y previenen la arterioesclerosis.

Cada día, un vaso de vino

Con excepción de Turquía, en los demás países mediterráneos se suele tomar un vaso de vino con la comida, una costumbre que merece la pena imitar, sobre todo si se trata de vino tinto. No obstante, cabe señalar que éste debe tomarse con la comida y no después.

El vino tinto contiene flavona, que reduce los niveles de colesterol LDL. Al mismo tiempo, los antioxidantes aumentan el colesterol HDL. Así pues, disfrutar del alcohol en las medidas aconsejables tiene un efecto protector sobre el corazón y la circulación.

PRINCIPIOS BÁSICOS

En forma para afrontar el día

Si desea seguir la dieta mediterránea por grupos sanguíneos, encontrará a continuación una gran variedad de deliciosas recetas. Descubrirá tanto clásicos de la cocina mediterránea como originales variantes de especialidades conocidas. Para cada grupo sanguíneo se indican diversos entrantes, platos principales y postres, que harán que resulte sencillo conservar la figura sin tener que contar las calorías. Para afrontar el día de una manera saludable y superar sin problema los pequeños bajones que podamos tener en la jornada, es importante tomar un desayuno equilibrado y varios tentempiés.

Un desayuno saludable

Al contrario que en otras zonas, en el área mediterránea no se da tanta importancia al desayuno. Se suele comer rápidamente un cruasán o un bollo con una taza de café o de cacao y ya está. No obstante, es muy importante tener tiempo para desayunar con calma. Para poder comenzar el día llenos de energía, el desayuno debe contener una buena dosis de hidratos de carbono (por ejemplo, müesli, pan integral, fruta fresca) y proteína (leche, yogur, quark, queso bajo en grasa). En la tabla de alimentos que hallará al final del libro podrá averiguar cuáles son ideales para su grupo sanguíneo y de este modo seleccionar su desayuno favorito. Asimismo, es importante beber mucho ya por la mañana; lo mejor es tomar un buen vaso de agua con unas gotas de zumo de limón, pues esto activará nuestro metabolismo.

Consejo

Las personas que pertenecen al grupo sanguíneo A toleran pocos productos lácteos y deberían tomar el müesli de la mañana con zumo o compota de frutas. No obstante, para proporcionar suficiente calcio al organismo, estas personas deben tomar otros alimentos con alto contenido en calcio, como por ejemplo las nueces, el salmón, el brócoli o las hortalizas de raíz. También es recomendable que consulte con su médico la posibilidad de tomar algún complemento de calcio.

Pequeños tentempiés

Si de vez en cuando tomamos pequeños tentempiés, no dejaremos que surja el hambre desenfrenada. No obstante, no debemos tomar chocolate, barritas energéticas ni galletas, pues contienen grandes dosis de azúcar y numerosas grasas ocultas. A pesar de su elevado valor nutritivo, sólo elevan el azúcar sanguíneo durante un corto período de tiempo, de modo que poco después vuelve a bajar y el cuerpo requiere de nuevo más azúcar, originándose así un círculo vicioso. Los alimentos ideales para proporcionar energía son la fruta fresca y los productos lácteos. Los mejores momentos para tomar un tentempié son una vez entre el desayuno y la comida, un par de veces entre la comida y la cena, y quizás una vez por la noche, pero en este caso tan sólo un poco de fruta o un zumo recién hecho.

Si proporcionamos a nuestro cuerpo la energía que necesita de este modo, adelgazaremos a pesar de comer con frecuencia, pues gracias a estos tentempiés no tendremos tanta hambre a la hora de las comidas.

Ácido graso Omega-3

La costumbre de tomar diariamente cinco porciones de fruta o de verdura se puede integrar perfectamente en la dieta mediterránea por grupos sanguíneos. Cada porción de fruta o de verdura será tanto como un puñado. Los vegetales son también ideales como desayuno o como tentempié, pues proporcionan mucha energía, previenen la caída del nivel de azúcar sanguíneo y apenas tienen calorías.

Beber en abundancia

La mayoría de las personas no beben lo suficiente. Un ser humano necesita al menos dos litros de líquido diarios para que sus órganos funcionen a la perfección. El cuerpo necesita esta cantidad de líquido en forma de agua mineral, zumos de frutas y de vegetales no azucarados o infusiones de frutas o de hierbas. También está permitido consumir café con moderación (a menos que se pertenezca al grupo sanguíneo 0). No obstante, el café no debe convertirse en sustituto del agua. Es preferible hacer como los italianos y tomar un pequeño café expreso por la mañana o al mediodía. Hay que tener cuidado con el capuchino, pues los grupos sanguíneos 0 y A no toleran la leche y el grupo sanguíneo AB sólo la leche desnatada.

PRINCIPIOS BÁSICOS

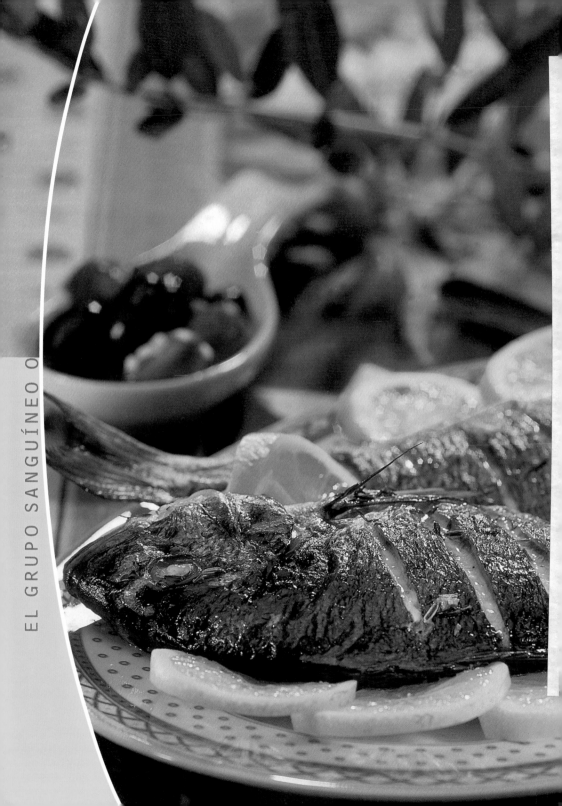

EL GRUPO SANGUÍNEO O

Recetas para el grupo sanguíneo O

Aunque el grupo sanguíneo O tolera bien
la carne, ésta no debe convertirse en
un alimento principal. Las verduras
y el pescado son una alternativa sana y
digestiva.

Receta en pág. 34

Entrantes

Bagna cauda

1 ración contiene:
395,2 kilocalorías
5,3 g de proteína
38,2 g de grasa
8,4 g de hidratos de carbono
4,5 g de fibra

Ingredientes para 4 personas:
1 pepino, 2 zanahorias, 1 pimiento rojo, $1/2$ manojo de cebollitas tiernas, 1 achicoria, 1 colinabo, 1 bote de anchoas (50 g), 2 dientes de ajo, 4 cucharadas soperas de mantequilla, 100 ml de aceite de oliva

Tiempo de preparación: unos 30 minutos

- Pele el pepino y las zanahorias y córtelos en juliana. Lave el pimiento, córtelo por la mitad y elimine el nacimiento del tallo, las semillas y las partes blancas del interior. Corte la carne del pimiento en tiras no demasiado finas.
- Limpie las cebollitas tiernas, lávelas y córtelas por la mitad o en cuatro trozos dependiendo del tamaño. Limpie la achicoria, lávela y desprenda las hojas. Limpie el colinabo, pélelo y córtelo en tiras o en rodajas. Coloque las verduras en una sartén.
- Pase por agua las anchoas, déjelas escurrir y píquelas finas. Pele los dientes de ajo y píquelos también muy finos.
- Derrita la mantequilla a fuego lento, evitando que se ponga de color marrón. Añada las anchoas y el ajo y dórelos ligeramente. Agregue el aceite de oliva y deje que se haga todo a fuego lento, sin dejar de remover, durante 2 minutos.
- Coloque la salsa caliente sobre un *rechaud* y sírvala como salsa para las verduras crudas.

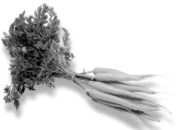

Bases de alcachofa con judías

1 ración contiene:
227,5 kilocalorías
4 g de proteína
19,1 g de grasa
10 g de hidratos
de carbono
5,3 g de fibra

Ingredientes para 4 personas:
250 g de judías blancas (de bote),
1 cebolla, $^1/_2$ manojo de perejil, 1 limón,
5 cucharadas de aceite de oliva, sal marina,
pimienta de Jamaica, 4 alcachofas

Tiempo de preparación: unos 90 minutos

- Deje escurrir bien las judías. Pele la cebolla y píquela fina. Lave el perejil y déjelo secar. Exprima el limón. Prepare una salsa mezclando 2 o 3 cucharadas soperas de zumo de limón con el aceite, la sal y la pimienta hasta obtener una salsa. Mezcle las judías con la cebolla, la salsa y las hojitas de perejil. Deje reposar.
- Corte los tallos de las alcachofas. En una cacerola grande ponga a hervir unos 4 litros de agua con el resto del zumo de limón, sal y pimienta. Añada las alcachofas y déjelas cocer unos 40 minutos, hasta que las hojas se puedan desprender fácilmente. Escúrralas y déjelas enfriar.
- Separe las hojas de las alcachofas y quite los pelillos que están sobre la base. Añada la ensalada de judías a las bases de alcachofa y sirva.

Consejo
Puede cocer las alcachofas el día anterior y tomar las hojas mojadas en una salsa de ajo. Encontrará una receta para la salsa en la página 36. Cubra las bases de alcachofa con papel de aluminio y consérvelas en la nevera.

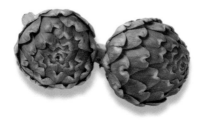

EL GRUPO SANGUÍNEO O

Ensalada de garbanzos

1 ración contiene:
- 696,8 kilocalorías
- 34,3 g de proteína
- 31,1 g de grasa
- 68,1 g de hidratos de carbono
- 17 g de fibra

Ingredientes para 4 personas:
500 g de garbanzos (de bote), 100 g de atún al natural (de lata), 2 huevos, 4 tomates, 4 cucharadas de aceite de oliva, 3 cucharadas de zumo de limón, sal marina, pimienta de Jamaica, 2 dientes de ajo, 1 cebolla, 1 manojo de perejil

Tiempo de preparación: unos 45 minutos

- Deje escurrir bien los garbanzos y el atún. Cueza los huevos hasta que estén duros y luego déjelos enfriar. Lave los tomates, corte el nacimiento del tallo y trocee la pulpa en dados no muy pequeños.
- Prepare una salsa mezclando el aceite, el zumo de limón, la sal y la pimienta. Pele los dientes de ajo, prénselos y añádalos a la salsa.
- Mezcle los garbanzos, los dados de tomate y el atún con la salsa y deje reposar durante 30 minutos.
- Mientras tanto, pele las cebollas y córtelas en finas anillas. Pele los huevos y córtelos en ocho trozos. Lave el perejil, escúrralo y trocéelo un poco con las manos.
- Disponga las anillas de cebolla sobre una fuente. Condimente la ensalada con sal, pimienta de Jamaica y, si lo desea, con zumo de limón, y colóquela sobre las anillas de cebolla. Ponga los huevos troceados por encima y espolvoree con perejil.

Ensalada de calamares

1 ración contiene:
- 398,4 kilocalorías
- 26,1 g de proteína
- 24,7 g de grasa
- 16,9 g de hidratos de carbono
- 5 g de fibra

Ingredientes para 4 personas:
1 pimiento rojo, 1 pimiento amarillo, 4 tomates, 1 cebolla grande, 1 manojo de perejil, 1 diente de ajo, 4 cucharadas de zumo de limón, 6 cucharadas de aceite de oliva, sal marina, pimienta de Jamaica, 500 g de cuerpos de calamar (preparados para cocinar)

EL GRUPO SANGUÍNEO O

Tiempo de preparación: unos 30 minutos

- Lave los pimientos, córtelos por la mitad y retire el tallo y las partes blancas del interior. Corte la pulpa del pimiento en finas tiras.
- Lave los tomates y córtelos en ocho trozos. Al hacerlo, retire el nacimiento del tallo. Pele la cebolla y córtela en finas anillas. Lave el perejil y déjelo secar.
- Pele el diente de ajo y píquelo fino. Prepare un aliño mezclando el zumo de limón con las 4 cucharadas de aceite, la sal marina, la pimienta de Jamaica y el ajo.
- Mezcle las verduras en una fuente y añádales el aliño. Déjelo reposar.
- Mientras tanto, lave los calamares, séquelos y córtelos en finas anillas.
- Caliente el resto del aceite en una sartén y fría los calamares a fuego medio durante 5 o 10 minutos. Remuévalos de vez en cuando.
- Añada las anillas de calamar calientes a la ensalada. Pique un poco el perejil y espárzalo por encima.

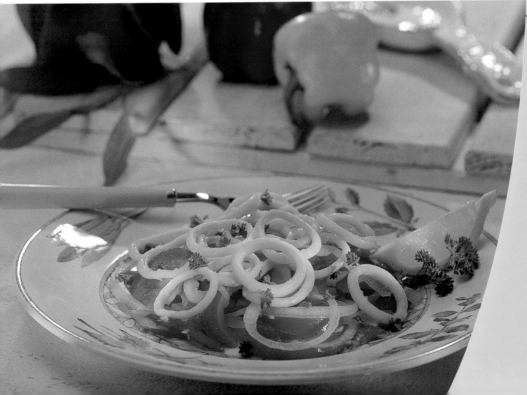

EL GRUPO SANGUÍNEO O

Platos principales

Pinchos de gambas

1 ración contiene:
866 kilocalorías
81,2 g de proteína
35,8 g de grasa
53,9 g de hidratos de carbono
0,9 g de fibra

Ingredientes para 4 personas:
16 gambas crudas grandes (frescas o congeladas), 200 ml de aceite de oliva, sal marina, pimienta de Jamaica, 4 dientes de ajo, 250 g de arroz, 1 yema de huevo, 1 cucharadita de mostaza, zumo de limón, 1 limón

Tiempo de preparación: unos 30 minutos (más 1 hora para marinar)

- Pele las gambas. Corte el lomo con un cuchillo afilado y retire las tripas. Ensarte cuatro gambas en cada pincho.
- Condimente seis cucharadas de aceite con sal marina y pimienta de Jamaica. Pele dos dientes de ajo, prénselos y añádalos al aceite. Deje marinar los pinchos de las gambas en el aceite con ajo al menos durante 1 hora.
- Eche el arroz en medio litro de agua hirviendo y deje que se vaya haciendo a fuego lento.
- Mientras tanto, bata la yema de huevo con un batidor manual y añádale la mostaza. Sin dejar de remover, vaya añadiendo lentamente un chorrito muy fino del resto del aceite hasta que la mayonesa tenga una consistencia cremosa. Condimente con sal marina y zumo de limón. Pele el resto del ajo, prénselo y añádalo a la mayonesa.
- Coloque los pinchos de gambas en la parrilla precalentada a 220 °C o en una barbacoa de carbón vegetal y deje que se hagan 2 minutos por cada lado. Sirva con el arroz, la mayonesa de ajo y rodajitas de limón.

Consejo
Si la mayonesa se corta, ponga otra yema de huevo en un recipiente, bátalo con la batidora y vaya añadiéndole la mayonesa cortada a cucharadas.

Salmón a la parrilla con mantequilla de perejil

1 ración contiene:
436,9 kilocalorías
28,1 g de proteína
35,6 g de grasa
1,9 g de hidratos de carbono
0,3 g de fibra

Ingredientes para 4 personas:
$^1/_4$ de manojo de perejil, 1 chalota, 1 o 2 dientes de ajo, 125 g de mantequilla blanda, sal marina, pimienta de Jamaica, 4 filetes de salmón (cada uno de 2,5 cm de grosor aproximadamente), 2 cucharadas de aceite de oliva, 1 limón sin tratar

Tiempo de preparación: unos 35 minutos

■ Lave el perejil y escúrralo. Separe las hojas de los tallos y píquelas finas. Pele la chalota y los dientes de ajo y córtelos en pequeños dados.

■ Bata la mantequilla con la batidora eléctrica hasta obtener una pasta cremosa. Añada los dados de chalota y de ajo, así como el perejil. Sazone con sal y pimienta de Jamaica.

■ Unte los filetes de salmón con aceite por ambos lados y hágalos a la parrilla en una barbacoa de carbón vegetal durante 3 minutos por cada lado o en el horno a 220 °C.

■ Dé la vuelta a los filetes de salmón, vuelva a untarlos con aceite y deje que se hagan de nuevo durante 3 minutos por cada lado. Repita el mismo proceso dos o tres veces por cada lado. La última vez condimente con sal y pimienta de Jamaica. El pescado estará hecho cuando, al tocarlo con el dedo, tenga un tacto consistente pero también blando.

■ Mientras tanto, si es necesario, condimente de nuevo la mantequilla de perejil con sal y pimienta de Jamaica. Lave el limón y córtelo en ocho porciones. Retire el salmón de la parrilla y colóquelo en una fuente calentada previamente. Sirva con los trozos de limón y la mantequilla de perejil.

Consejo

Con este plato combina a la perfección el pan de ajo. Para prepararlo, prense un diente de ajo y añádalo a dos cucharadas de aceite. Unte la mezcla en algunas rebanas de pan de centeno (no demasiado finas). Coloque las rebanadas de pan durante 30 o 60 segundos sobre la parrilla. También se puede hacer un poco más de mantequilla de hierbas y untarla en el pan tostado (sin aceite de ajo).

EL GRUPO SANGUÍNEO O

Dorada a la parrilla

1 ración contiene:
487,8 kilocalorías
80,4 g de proteína
17,6 g de grasa
1,3 g de hidratos de carbono
0,2 g de fibra

Ingredientes para 4 personas:
4 cucharadas de aceite de oliva, 1 manojo de tomillo, $^1/_2$ cucharadita de semillas de hinojo, 1 diente de ajo, sal marina, pimienta de Jamaica, 2 doradas medianas (preparadas para cocinar), 1 limón sin tratar

Tiempo de preparación: unos 45 minutos. Véase fotografía en las páginas 26-27

■ Mezcle el aceite de oliva con las hojas de tomillo de medio manojo, las semillas de hinojo, el ajo prensado, la sal marina y la pimienta de Jamaica. Deje reposar al menos 60 minutos.

■ Haga tres o cuatro cortes oblicuos a cada lado de la dorada. Lave el limón y córtelo en finas rodajas. Introduzca la mitad de las rodajas de limón y el resto del tomillo en los cortes realizados a las doradas.

■ Con un pincel de cocina unte las doradas con la mezcla de aceite, separando ligeramente la carne en los cortes.

■ Ponga las doradas sobre la barbacoa de carbón vegetal caliente o en el horno a 220 °C y deje que se hagan durante 15 minutos por cada lado. Rocíelas con el resto del limón y sirva inmediatamente.

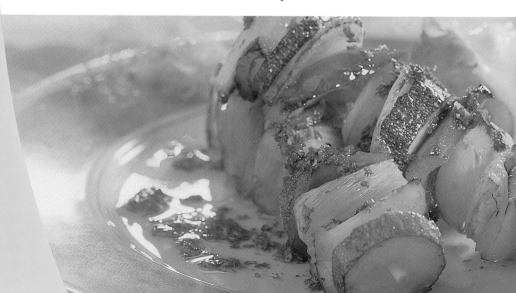

EL GRUPO SANGUÍNEO O

Pinchos de verduras con salsa verde

1 ración contiene:
332,7 kilocalorías
9,3 g de proteína
25,6 g de grasa
15,9 g de hidratos de carbono
10,8 g de fibra

Ingredientes para 4 personas:
1 hinojo, sal marina, 1 pimiento rojo, 1 pimiento amarillo, 4 calabacines, 1 cebolla y media, 1 manojo de hierbas aromáticas, 4 dientes de ajo, 1 limón, 200 ml de aceite de oliva, 1 manojo de perejil, 1 huevo duro

Tiempo de preparación: unos 60 minutos. Véase fotografía de la izquierda

- Limpie el hinojo, lávelo, córtelo por la mitad y saque las partes verdes. Retire el troncho y corte el bulbo en trocitos. Cuézalo ligeramente durante 3 minutos en agua hirviendo con sal.
- Lave el pimiento, córtelo por la mitad y saque el tallo, las semillas y las partes blancas del interior. Corte la pulpa en trozos grandes.
- Limpie los calabacines, lávelos y córtelos en rodajas gruesas. Pele una cebolla y córtela en ocho trozos.
- Lave las hierbas aromáticas, déjelas secar y píquelas finas. Pele un diente de ajo y exprima el limón.
- Mezcle el zumo de limón con ocho cucharadas de aceite, las hierbas y la sal, y haga con todo una marinada. Añada el ajo prensado.
- Inserte alternativamente trozos de hinojo, pimiento, cebolla y calabacín en los pinchos y déjelos reposar en la marinada durante 30 minutos. Gírelos de vez en cuanto o úntelos con un pincel.
- Mientras tanto, para la salsa verde pele la media cebolla y los tres dientes de ajo restantes y píquelos muy finos. Caliente el resto del aceite de oliva y dore la cebolla y los dientes de ajo picados. Deje que coja algo de color y retírelo del fuego. Lave el perejil, escúrralo y separe las hojas de los tallos más gruesos. Añádalo a la mezcla de cebolla y ajo (con aceite), agregue el huevo y páselo todo por la batidora. Condimente con sal y pimienta de Jamaica.
- Haga los pinchos de verdura en la parrilla de carbón vegetal o en el horno a 220 °C durante 10 o 15 minutos. Mientras se van haciendo, dele la vuelta varias veces. Sirva con salsa verde.

EL GRUPO SANGUÍNEO O

Sopa de pescado provenzal

1 ración contiene:
809,0 kilocalorías
43,1 g de proteína
56,0 g de grasa
30,8 g de hidratos de carbono
4,3 g de fibra

Ingredientes para 4 personas:

1 cebolla, 1 puerro, 500 g de despojos de pescado (cabeza, espinas, aletas...), 75 ml de vino blanco, 1 hoja de laurel, 1 cucharadita de sal marina, media cucharadita de granos de pimienta, 1 yema de huevo, 1 cucharadita de mostaza, 200 ml de aceite de oliva, pimienta de Jamaica, zumo de limón, 5 dientes de ajo, 1 kg de pescado blanco de carne consistente (por ejemplo bacalao, halibut, rape), 4 rebanadas gruesas de pan de centeno

Tiempo de preparación: unos 60 minutos

- Pele la cebolla y córtela en dados. Limpie el puerro, lávelo y córtelo en anillas. Ponga a hervir los despojos de pescado en medio litro de agua junto con el vino blanco, la hoja de laurel, la sal marina y los granos de pimienta, y deje que se cueza a fuego lento durante 30 minutos. La tapa debe estar bien cerrada.
- Mientras tanto, bata la yema con un batidor manual y añádale la mostaza. Sin dejar de remover, añada lentamente el aceite hasta que la mayonesa tenga una consistencia cremosa. Condimente con sal marina, pimienta de Jamaica y zumo de limón. Pele cuatro dientes de ajo, prénselos y añádalos a la mayonesa.
- Corte los filetes de pescado en trozos de unos 5 cm. Pase la sopa por un colador fino y póngala en una cacerola grande. Retire los restos de verdura y de pescado y tírelos.
- Haga hervir la sopa, agregue el pescado troceado y deje cocer a fuego lento y sin tapar durante 5 minutos.
- Mientras tanto, tueste el pan en la tostadora. Pele el diente de ajo restante y frote con él el pan. Corte las rebanadas de pan en daditos.
- Sirva la sopa en los platos y vierta en cada uno de ellos un chorrito de mayonesa de ajo. Esparza los daditos de pan de ajo por encima y sirva.

Paella

1 ración contiene:
754,2 kilocalorías
57,1 g de proteína
24,2 g de grasa
75,4 g de hidratos
de carbono
6,3 g de fibra

Ingredientes para 4 personas:
Medio pollo asado (aproximadamente
350 g), sal marina, pimienta de Jamaica,
200 g de calamares (preparados para
cocinar), 1 cebolla, 2 dientes de ajo,
1 pimiento rojo, 1 tomate, 4 cucharadas de
aceite de oliva, 300 g de arroz para risotto,
$^3/_4$ de litro de consomé de verduras,
1 pequeña dosis de azafrán, 200 g de
almejas (limpias), 200 g de gambas
(limpias), 200 g de guisantes (frescos
o congelados), 1 limón

Tiempo de preparación: unos 60 minutos

■ Trocee el pollo y sazónelo con sal marina y pimienta de Jamaica.
Lave los calamares, séquelos y córtelos en finas anillas.

■ Pele la cebolla y el ajo y píquelos finos. Limpie el pimiento, lávelo,
córtelo por la mitad y quítele el nacimiento del tallo, las semillas y
las partes blancas del interior. A continuación corte la pulpa en finas
tiras. Haga un pequeño corte en forma de cruz en el tomate, métalo
en agua hirviendo, pélelo, sáquele las semillas y córtelo en pequeños
dados.

■ Caliente el aceite de oliva en la paellera y dore los trozos de carne.
Retírelos del fuego. En el mismo aceite caliente dore las anillas de
calamar removiendo de vez en cuando. Retírelas del fuego.

■ Dore la cebolla y el ajo. Agregue el arroz, deje que se haga durante
un momento y báñelo con el consomé. Añada el azafrán y deje que
hierva todo una vez.

■ Reparta en el arroz los trozos de pollo, las anillas de calamar, el pimiento, los dados de tomate, las almejas, las gambas y los guisantes
e introdúzcalo todo en el horno precalentado a 200 °C, hasta que el
líquido se haya reducido y el arroz esté hecho. Sirva con rodajas de
limón.

EL GRUPO SANGUÍNEO O

Pierna de cordero con judías verdes

1 ración contiene:
869,3 kilocalorías
75,3 g de proteína
51,2 g de grasa
22,2 g de hidratos de carbono
13,1 g de fibra

Ingredientes para 4 personas:

4 zanahorias, 6 cebollas grandes, 4 dientes de ajo, 4 hojas de salvia, 2 ramitas de romero, sal marina, 2 cucharadas de mostaza, comino molido, 3 cucharadas de aceite de oliva, 1 kg de pierna de cordero (deshuesada), 2 ramitas de tomillo, $1/_8$ de litro de vino tinto, 500 g de judías verdes, 6 cucharadas de mantequilla fría

Tiempo de preparación: unos 120 minutos. Fotografía de la derecha

- Limpie las zanahorias, lávelas y córtelas en rodajas gruesas. Pele las cebollas y tres dientes de ajo. Corte las cebollas en cuatro trozos.
- Deshaga en el mortero el ajo, dos hojas de salvia y las hojitas de una ramita de romero junto con la sal, la mostaza, el comino y una cucharada de aceite.
- Unte la parte interior de la pierna de cordero con la pasta. Coloque encima dos hojas de salvia y pliegue la pierna. Sujétela con hilo de cocina y frote la parte exterior de la pierna de cordero con sal.
- Caliente el aceite restante en una asadora y fría la pierna de cordero por ambos lados. Agregue la zanahoria, la cebolla, el tomillo y el resto del romero y fríalo todo junto durante un momento. Añada el vino.
- Meta la pierna de cordero en el horno precalentado a 190 °C durante 80 o 90 minutos. De vez en cuando, vaya rociándola con su jugo o con agua. En caso de que la carne se oscurezca demasiado, cúbrala con papel de aluminio.
- Mientras tanto, limpie las judías y lávelas. Póngalas a cocer en agua hirviendo ligeramente durante unos 10 minutos.
- Pele el último diente de ajo y córtelo en finas rodajas. Añada una cucharada de mantequilla a la cacerola y deje que se derrita. Dore en ella el ajo brevemente, añada las judías y remuévalo. Manténgalo caliente.
- Retire la pierna de cordero del horno y envuélvala en papel de aluminio. Pase el jugo a través de un colador y échelo en una cacerola. Escurra la verdura y retírela de la salsa. Condimente el fondo con la sal y monte la mantequilla fría en copos.
- Retire la pierna de cordero del papel de aluminio, córtela y sírvala con la salsa y las judías verdes.

Hígado de ternera encebollado

1 ración contiene:

328,5 kilocalorías
27,8 g de proteína
20 g de grasa
8,6 g de hidratos
de carbono
0,7 g de fibra

Ingredientes para 4 personas:

1 cebolla, 4 cucharadas de aceite de oliva,
1 ramita de salvia, 500 g de hígado de
ternera, sal marina, pimienta de Jamaica,
2 cucharadas de vino blanco, medio manojo
de perejil

Tiempo de preparación: unos 25 minutos

- Pele las cebollas y córtelas en pequeños daditos. Dórelas en 2 cucharadas de aceite sin dejar de remover. Agregue la salvia y deje que se siga haciendo durante otros 2 minutos. Sáquelo del fuego.
- Corte el hígado en finas tiras. Condimente con sal y pimienta de Jamaica y fríalo en el aceite de oliva restante durante 3 minutos, hasta que esté dorado por todas partes. Añada la cebolla y fríalo todo durante 3 minutos más.
- Retire el hígado de la sartén y manténgalo caliente. Desprenda el fondo del asado con vino blanco y redúzcalo ligeramente. Lave el perejil, escúrralo y píquelo. Rocíe el hígado con la salsa y espolvoree con el perejil.

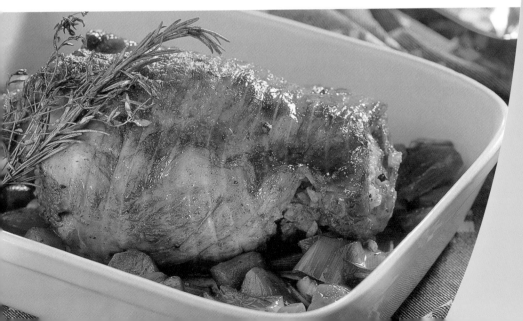

EL GRUPO SANGUÍNEO O

Postres

Higos rellenos

1 ración contiene:
261,4 kilocalorías
6,6 g de proteína
12,1 g de grasa
30,9 g de hidratos de carbono
7,8 g de fibra

Ingredientes para 4 personas:
8 higos secos, 50 g de almendras ralladas,
1 cucharada de chocolate amargo rallado,
8 almendras enteras (sin piel)

Tiempo de preparación: unos 20 minutos

Corte el nacimiento del tallo de los higos con un cuchillo en punta, presionando con el dedo para hacer una pequeña cavidad.

Mezcle la almendra rallada con el chocolate y rellene cada uno de los higos con una octava parte de la pasta. Presione el higo sobre el relleno.

Coloque los higos sobre una fuente de horno e introdúzcalos en el horno precalentado a 175 °C durante 5 minutos. Gírelos cuidadosamente y vuelva a hornearlos durante 5 minutos más.

Mientras tanto, tueste las almendras enteras en una sartén sin ningún tipo de grasa. Retire los higos del horno e introduzca cuidadosamente una almendra en cada uno de ellos. Sírvalos fríos o templados.

Arroz de boda

1 ración contiene:
472,2 kilocalorías
4,9 g de proteína
8,3 g de grasa
92,7 g de hidratos de carbono
2,7 g de fibra

Ingredientes para 4 personas:
50 g de uvas pasas, 150 g de arroz con
leche, 200 g de azúcar de caña, una pizca
de azafrán, 50 g de nueces, 1 granada,
2 cucharadas de agua de rosas
(de la farmacia)

Tiempo de preparación: unos 45 minutos

- Ponga las uvas pasas en remojo en un cuenco con agua caliente. Ponga a cocer el arroz con el azúcar de caña y 300 ml de agua. Deje que se haga lentamente durante 25 minutos. Si es necesario añada más agua. Poco antes de que finalice la cocción, añada el azafrán.
- Retire el arroz del fuego, colóquelo en cuencos y déjelo enfriar. Tueste las nueces en una sartén sin ningún tipo de grasa, deje enfriar y píquelas gruesas.
- Corte las granadas por la mitad y desprenda los granos con una cucharilla. Deje escurrir las uvas pasas.
- Rocíe el arroz con unas gotitas de agua de rosas. Añada las uvas pasas, las nueces picadas y los granos de granada.

Ciruelas gratinadas

1 ración contiene:
185,4 kilocalorías
4,9 g de proteína
10,2 g de grasa
16,6 g de hidratos
de carbono
3,6 g de fibra

Ingredientes para 4 personas:
8 ciruelas, 3 yemas de huevo, 2 cucharadas de azúcar de caña, 40 ml de moscatel, 2 cucharadas de almendras laminadas

Tiempo de preparación: unos 20 minutos

- Lave las ciruelas, córtelas por la mitad y sáqueles el hueso. Con la batidora eléctrica, bata las yemas de huevo y el azúcar de caña durante 10 minutos al baño María.
- Añada poco a poco el moscatel y siga batiendo hasta que se forme una crema viscosa.
- Reparta las ciruelas sobre los platos de postre y rocíelas con la crema. Espolvoree la almendra laminada y gratínelo en el horno precalentado a 220 °C, hasta que la superficie esté ligeramente marrón.

EL GRUPO SANGUÍNEO O

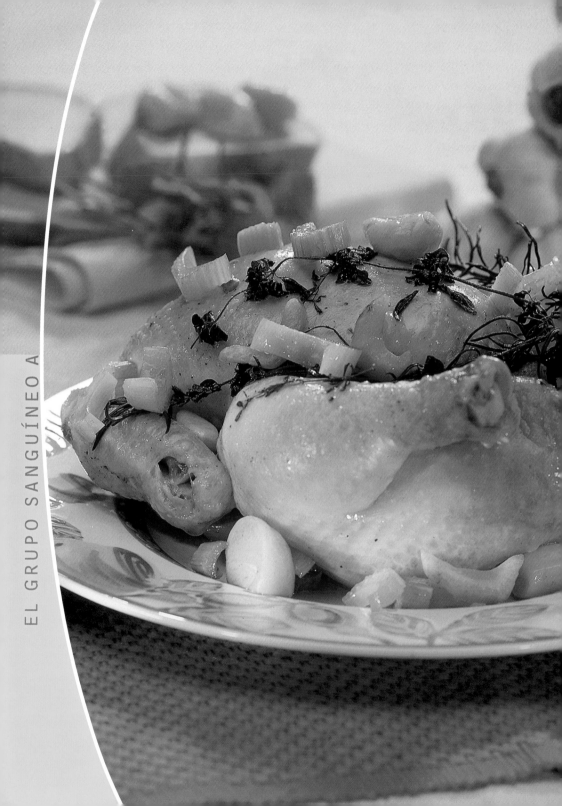

Recetas para el grupo sanguíneo A

Las personas pertenecientes al grupo sanguíneo A digieren sin dificultad prácticamente cualquier clase de verdura y a menudo son vegetarianas. No obstante, de vez en cuando, también pueden formar parte del menú la carne o el pescado.

Receta en pág. 52

Entrantes

Polenta a la parrilla con ensalada

1 ración contiene:
307,9 kilocalorías
4,7 g de proteína
17,3 g de grasa
33 g de hidratos
   de carbono
3,5 g de fibra

Ingredientes para 4 personas:
1 cucharadita de sal marina, 150 g de polenta, 4-5 cucharadas de aceite de oliva, media lechuga, 2 remolachas pequeñas cocidas (peladas), 3-4 cucharadas de zumo de limón, pimienta de Jamaica, 1 diente de ajo

Tiempo de preparación: unos 150 minutos

■ Ponga a hervir un litro y medio de agua. Vierta la polenta lentamente en el agua hirviendo sin dejar de remover y deje cocer durante 30 segundos. Reduzca la intensidad del fuego y deje que se vaya haciendo durante 25 minutos, removiendo regularmente. La polenta estará hecha cuando la cuchara se mantenga de pie al introducirla en ella.

■ Unte con aceite de oliva una fuente de horno y esparza sobre ella una capa de polenta de unos 2 cm de grosor. Póngala en la nevera durante unas 2 horas para que se enfríe y adquiera una mayor consistencia. Transcurrido ese tiempo, retírela del frigorífico y córtela en tiras de unos 8 cm de largo.

■ Limpie la lechuga y lávela cuidadosamente. Cuando esté seca, trocéela. Corte la remolacha en finas tiras y mézclala con la lechuga. Prepare un aliño mezclando bien el zumo de limón, el aceite de oliva, la sal marina y la pimienta de Jamaica. Pele el ajo, prénselo y añádalo. Aliñe la ensalada con la mezcla.

■ Haga las porciones de polenta en la parrilla durante un par de minutos por cada lado. Si es necesario, úntelos con un poco de aceite de oliva. Reparta la ensalada en cuatro platos y coloque sobre ella las porciones de polenta.

EL GRUPO SANGUÍNEO A

Tortilla provenzal

1 ración contiene:
306 kilocalorías
11,9 g de proteína
28,8 g de grasa
0,7 g de hidratos
de carbono
0,3 g de fibra

Ingredientes para 4 personas:
Un puñado de espinacas tiernas, 6 huevos,
sal marina, pimienta de Jamaica,
4-6 cucharadas de aceite de oliva

Tiempo de preparación: unos 25 minutos

- Lave las espinacas cuidadosamente y déjelas escurrir bien. Deben estar muy secas. Corte las hojas en tiras transversales.
- Rompa los huevos y échelos en una fuente, condiméntelos con sal y pimienta de Jamaica y bátalos con fuerza durante 30 segundos.
- Caliente una sartén de 18 cm de diámetro. Añada una cucharada de aceite de oliva, caliéntelo bien y eche un cuarto del huevo batido en la sartén. Inclínela para que el huevo se reparta homogéneamente. Deje que el huevo se vaya cuajando sin dejar de mover la sartén. Remueva cuidadosamente la parte que todavía no esté hecha evitando romper la parte ya cuajada.
- Reparta un cuarto de las espinacas sobre el huevo y doble la mitad de la tortilla sobre la otra mitad. Retire la tortilla de la sartén y póngala en un plato caliente. Tape la tortilla con otro plato boca abajo para mantenerla caliente y repita la operación con el huevo restante. Si se desea, puede echar una cucharadita de aceite sobre la tortilla en el momento de servirla.

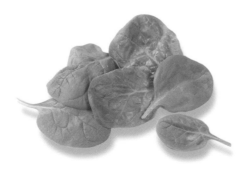

EL GRUPO SANGUÍNEO A

Ensalada de queso de oveja

1 ración contiene:
- 484,4 kilocalorías
- 19,5 g de proteína
- 42,7 g de grasa
- 5,9 g de hidratos de carbono
- 2,2 g de fibra

Ingredientes para 4 personas:
3 calabacines, 1 cebolla, 2 dientes de ajo, 1 lechuga, 6 cucharadas de aceite de oliva, sal marina, pimienta de Jamaica, 400 g de queso Feta (de leche de oveja), 2 o 3 aceitunas verdes, 3 o 4 ramitas de tomillo, 3 cucharadas de zumo de limón

Tiempo de preparación: unos 30 minutos

- Limpie los calabacines, lávelos y córtelos en finas rodajas. Pele las cebollas y córtelas en finas anillas. Pele el ajo y píquelo también fino. Limpie la lechuga, lávela, déjela secar y trocee las hojas.
- Caliente dos cucharadas de aceite de oliva en una sartén. Dore el calabacín y la cebolla sin dejar de remover durante unos 3 minutos. Agregue el ajo y deje que se siga haciendo un momento, pero sin que quede demasiado blando. Salpimente.
- Desmenuce el queso Feta sobre la verdura. Agregue las aceitunas y las hojitas de tomillo. Mezcle el zumo de limón con el aceite y añada sal y pimienta. Vierta la vinagreta sobre la verdura, mézclelo todo bien y deje reposar durante al menos 15 minutos. Añada la lechuga justo antes de servir.

Ensalada de rucola con setas de ostra fritas

1 ración contiene:
- 234,5 kilocalorías
- 4 g de proteína
- 22,9 g de grasa
- 3,4 g de hidratos de carbono
- 3,4 g de fibra

Ingredientes para 4 personas:
300 g de setas de ostra, 250 g de rucola, 1 manojo de albahaca, 6 cucharadas de aceite de oliva, sal marina, pimienta de Jamaica, 4 cucharadas de zumo de limón, 1 o 2 dientes de ajo

Tiempo de preparación: unos 20 minutos

- Limpie las setas de ostra y lávelas un momento bajo un chorro de agua fría. Déjelas escurrir bien y séquelas con un paño de cocina. Lave la rucola y la albahaca y déjelas secar.
- Caliente 2 cucharadas de aceite en una sartén antiadherente y fría las setas a fuego fuerte. Salpimiente y agregue el ajo prensado.
- Prepare un aliño con el resto del aceite, el zumo de limón, la sal y la pimienta de Jamaica. Mézclelo con la rucola y con las hojas de albahaca y reparta por encima las setas.

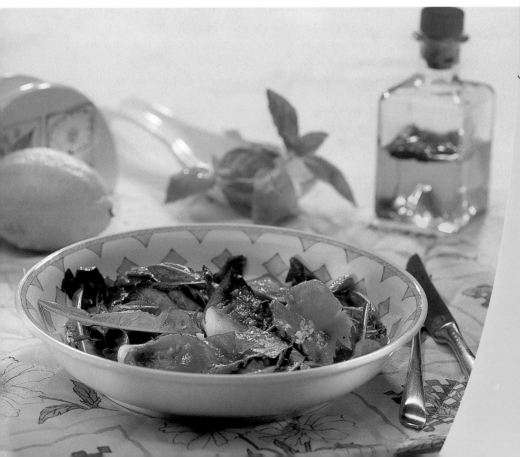

EL GRUPO SANGUÍNEO A

Platos principales

Cuscús

1 ración contiene:
538,8 kilocalorías
34,3 g de proteína
20,5 g de grasa
53,3 g de hidratos de carbono
12,4 g de fibra

Ingredientes para 4 personas:
300 g de cuscús, sal marina, 2 o 3 cucharadas de aceite de oliva, 2 muslos de pollo, media cebolla, 200 g de zanahoria, 200 g de colinabo, 250 g de pequeñas vainas de ocra, 250 g de calabacín, pimienta de Jamaica, canela, 350 ml de consomé de verduras, comino

Tiempo de preparación: unos 70 minutos

▪ Ponga el cuscús en una fuente honda. Añádale 150 ml de agua con un poco de sal y una cucharadita o dos de aceite de oliva. Mézclelo todo bien con las manos, hasta que el cuscús haya absorbido el agua. Tape la fuente con plástico transparente y deje reposar durante unos 20 minutos.

▪ Mientras tanto, corte los muslos de pollo en cuatro trozos. Pele la cebolla y píquela fina. Lave y pele la zanahoria y el colinabo. Corte el colinabo en dados grandes. Limpie y lave el calabacín y las vainas de ocra. Corte el calabacín a lo largo en cuatro u ocho trozos, dependiendo del tamaño.

▪ Caliente tres cucharaditas de aceite de oliva en una cacerola que disponga de vaporera. Ponga las porciones de pollo y la cebolla y condimente con sal, pimienta de Jamaica y una pizca de canela. Remueva la carne de vez en cuando y deje que se ase durante 10 minutos, hasta que esté crujiente y dorada. Agregue la zanahoria y el colinabo troceado. Añada entonces el consomé de verdura. Cuando hierva reduzca la intensidad del calor y colóquele la vaporera a la cacerola.

▪ Ponga el cuscús en la vaporera. Para que quede suelto, se debe deshacer con las palmas de la mano. Deje que se cueza sin tapar durante 20 minutos. Eche el cuscús sobre un paño de cocina y deje que se seque. Al cabo de 12 minutos, retire el colador un momento y añada las vainas de ocra y el calabacín a la carne.

- Ponga el cuscús en una fuente precalentada y añada una cucharada de aceite. Conserve caliente. Retire la carne y la verdura del consomé de verdura y mantenga también caliente. Lleve a ebullición el consomé y redúzcalo. Condimente con sal, pimienta de Jamaica y comino.
- Antes de servir, disponga el cuscús en mitad de una fuente grande. Reparta alrededor la carne y la verdura. Ponga el consomé en un recipiente aparte y sírvalo como salsa.

Consejo

Si no dispone de una vaporera, también puede poner el cuscús en un colador de metal y colocarlo sobre una cacerola normal. Es muy importante que el colador no esté en contacto con el líquido, pues el cuscús se debe hacer al vapor. Éste es, asimismo, un saludable método de preparación que también resulta adecuado para la verdura y el pescado.

Gachas de polenta con pecorino

1 ración contiene:
477,2 kilocalorías
12,9 g de proteína
22,5 g de grasa
53,4 g de hidratos
de carbono
3,8 g de fibra

Ingredientes para 4 personas:
Sal marina, 300 g de polenta, 100 g de pecorino, 4 cucharadas de aceite de oliva, pimienta de Jamaica

Tiempo de preparación: unos 30 minutos

- Ponga a hervir tres litros de agua con sal. Añada poco a poco la polenta al agua hirviendo y deje que cueza todo 30 segundos.
- Reduzca la intensidad del calor y deje que la polenta se haga lentamente durante 25 minutos, removiendo regularmente. Mientras tanto, pique fino el pecorino.
- Reparta la polenta en cuatro platos. Con una cuchara haga una cavidad en cada uno de ellos y vierta una cucharada de aceite de oliva y 2 o 3 cucharadas de pecorino. Condimente con pimienta de Jamaica y sirva inmediatamente.

EL GRUPO SANGUÍNEO A

Alcachofas rellenas

1 ración contiene:
285,6 kilocalorías
5,2 g de proteína
25,2 g de grasa
10,1 g de hidratos de carbono
9,9 g de fibra

Ingredientes para 4 personas:
4 alcachofas redondas, 1 limón, sal marina, 1 cucharada de semillas de calabaza, 1 diente de ajo, medio manojo de menta, 50 g de pan rallado, 6 cucharadas de aceite de oliva, pimienta de Jamaica, $1/4$ de litro de consomé de verdura

Tiempo de preparación: unos 90 minutos

■ Con un cuchillo afilado, corte el tallo de las alcachofas y las puntas duras de las hojas. Corte cuatro rodajas de limón, ponga cada una de ellas en la base de cada alcachofa y sujételo todo con hilo de cocina formando un paquetito.

■ Exprima el limón restante y póngalo a hervir con abundante agua y una pizca de sal en una cacerola grande. Meta las alcachofas y deje que se hagan durante unos 20 minutos.

■ Mientras tanto, tueste en una sartén sin grasa las semillas de calabaza. Déjelas enfriar un poco y tritúrelas con una picadora. Póngalas en una fuente. Pele el ajo, prénselo y añádalo a la calabaza picada. Lave la menta, déjela secar y píquela fina. Agréguela con el pan rallado a la misma fuente. Eche aceite de oliva y mézclelo todo hasta obtener una masa. Condimente con sal y pimienta.

■ Retire las alcachofas con una espumadera y déjelas enfriar. Retire las pequeñas hojas del interior tirando con los dedos y los hilillos que hay debajo con una cucharilla. Quite cada una de las alcachofas con un cuarto de la mezcla de menta y semillas de calabaza.

■ Coloque las alcachofas sobre una fuente de horno y rocíelas con consomé. Tape la fuente con papel de aluminio e introduzca las alcachofas en el horno precalentado a 220 °C durante 30 minutos. Retírelas, déjelas escurrir y sírvalas.

Pizza al romero

1 ración contiene:
- 966,5 kilocalorías
- 22,3 g de proteína
- 35,7 g de grasa
- 137,9 g de hidratos de carbono
- 9,9 g de fibra

Ingredientes para 4 personas:
750 g de harina, 42 g de levadura, 1 cucharadita de azúcar de caña, 9 cucharadas de aceite de oliva, sal marina, 3 dientes de ajo, medio manojo de romero, sal gorda

Tiempo de preparación: unos 100 minutos

- Eche la harina en una fuente pasándola por un tamiz. Haga en el medio una cavidad. Deshaga la levadura y el azúcar en 375 ml de agua y vierta la mezcla en dicha cavidad. Espolvoree con un poco de harina, tápelo y deje reposar en un lugar templado unos 20 minutos.
- Añada 7 cucharadas de aceite y una pizca de sal. Trabájelo todo hasta obtener una masa homogénea. Tape y deje reposar 45 minutos.
- Vuelva a trabajar la masa y extiéndala sobre una bandeja de horno cubierta con papel de aluminio. Pinche la masa en varios sitios con un tenedor, cúbrala y déjela reposar durante 5 o 10 minutos.
- Pele el ajo y córtelo en finas rodajas. Desprenda las hojitas de romero de las ramas. Con un pincel, unte la masa con el resto del aceite. Esparza por encima el ajo, el romero y la sal. Ponga la pizza en el horno precalentado a 200 °C durante unos 20 minutos.

EL GRUPO SANGUÍNEO A

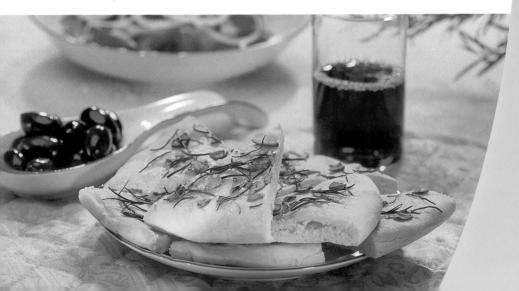

Pollo al ajo

1 ración contiene:
646,2 kilocalorías
89,6 g de proteína
29,9 g de grasa
4,3 g de hidratos de carbono
1,8 g de fibra

Ingredientes para 4 personas:
1 pollo para asar (aproximadamente 1,5 kg), sal marina, pimienta de Jamaica, 1 *bouquet garni*, un manojo de romero, uno de tomillo, uno de salvia y otro de perejil, 5 hojas de laurel, 2 tallos de apio, 20 dientes de ajo (sin pelar), 2 cucharadas de aceite de oliva, 50 g de harina

Tiempo de preparación: unos 130 minutos. Véase la fotografía en las páginas 42-43

■ Salpimente el pollo por dentro y por fuera. Coloque el *bouquet garni* en su interior. Lave las hierbas y déjelas que se sequen. Lave el apio, límpielo y córtelo en rodajas no muy finas.

■ Eche en una cacerola pesada los dientes de ajo sin pelar, el pollo, las hierbas y el apio. Rocíe con aceite de oliva y mézclelo de manera que los ingredientes queden impregnados de aceite.

■ Añada agua a la harina hasta formar una masa pegajosa. Tapar la cacerola y sellar el borde con la masa.

■ Ponga el pollo en el horno precalentado a 180 °C durante 2 horas. Quite la cacerola del fuego y no retire el borde de masa hasta que se haya servido a la mesa.

Consejo

Separe la piel de los dientes de ajo y unte rodajas de pan tostado. Este pan se puede tomar como acompañamiento del pollo al ajo.

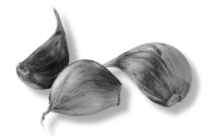

EL GRUPO SANGUÍNEO A

Pez espada con brécol

1 ración contiene:
413,9 kilocalorías
42,8 g de proteína
21,5 g de grasa
5 g de hidratos de carbono
7,4 g de fibra

Ingredientes para 4 personas:
1 kg de brécol, 2 dientes de ajo, 80 ml de aceite de oliva, 225 ml de vino blanco, sal marina, pimienta de Jamaica, 4 trozos de pez espada (de 2,5 cm de grosor aproximadamente), harina

Tiempo de preparación: unos 30 minutos

- Limpie el brécol, lávelo y trocéelo. Pele los dientes de ajo y córtelos en finas rodajas.
- Caliente cuatro cucharadas de aceite de oliva en una sartén grande. Pase por la sartén los trozos de brécol hasta que estén totalmente recubiertos de aceite. Agregue el ajo y dórelo todo durante un minuto más sin dejar de remover. Añada el vino, salpimente y deje que la verdura se haga a fuego lento durante 15 minutos. Procure que no quede demasiado blanda.
- Mientras tanto, caliente el resto del aceite en una sartén. Salpimente los filetes de pescado por ambos lados, páselos por harina y póngalos en el aceite. Deje que se hagan por ambos lados a fuego medio durante unos 5 minutos. Consérvelos calientes.
- Retire el brécol de la sartén con una espumadera y consérvelo también caliente. Reduzca el fondo de vino a fuego fuerte. Condiméntelo de nuevo si lo desea y rocíe con él el brécol. Disponga el pescado y el brécol sobre los platos y sirva caliente.

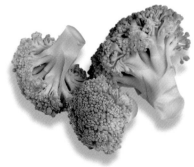

Barbo con salsa de albahaca

1 ración contiene:
561 kilocalorías
54,9 g de proteína
26,8 g de grasa
2,8 g de hidratos de carbono
1,9 g de fibra

Ingredientes para 4 personas:
Medio hinojo con hojas verdes, medio litro de vino tinto, 2 cucharadas de zumo de limón, 1 hoja de laurel, 3 ramas de tomillo, 3 ramas de romero, medio manojo de albahaca y medio de cilantro (o media cucharadita de semillas de cilantro), 1 o 2 dientes de ajo, 100 ml de aceite de oliva, media cucharadita de pimentón, sal marina, pimienta de Jamaica, 4 barbos (limpios, de 250 g)

Tiempo de preparación: unos 50 minutos

- Separe las hojas verdes del hinojo y reserve. Lave el bulbo y córtelo por la mitad. Para el *court bouillon* ponga a cocer a fuego lento durante 30 minutos el vino blanco, el zumo de limón, la hoja de laurel, el tomillo, el hinojo, una ramita de romero y las ramitas de albahaca.
- Mientras tanto, deshaga en el mortero o con la picadora las hojas verdes del hinojo, la albahaca (separe antes dos ramitas), el cilantro, los dientes de ajo pelados y el aceite de oliva. Condimente con el pimentón, la sal y la pimienta.
- Pase el *court bouillon* a otra cacerola con un colador y deje que siga cociendo a fuego lento. Agregue los barbos y deje que se hagan durante unos 10 minutos. Retire los pescados, dispóngalos en una fuente calentada previamente y rocíelos con la salsa de albahaca. Adorne con las ramitas de albahaca.

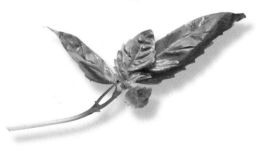

EL GRUPO SANGUÍNEO A

Sardinas en su jugo

1 ración contiene:
- 425,8 kilocalorías
- 56,5 g de proteína
- 21,1 g de grasa
- 2,2 g de hidratos de carbono
- 0,8 g de fibra

Ingredientes para 4 personas:
8 cucharadas de aceite de oliva, 3 cucharadas de zumo de limón, sal marina, pimienta de Jamaica, 20 sardinas frescas (listas para cocinar), 1 manojo de tomillo, 20 hojas de vid frescas (también puede utilizar hojas de radicchio), 1 limón

Tiempo de preparación: unos 30 minutos

- Mezcle las seis cucharadas de aceite de oliva, el zumo de limón, la sal y la pimienta para hacer una marinada. Introduzca una o dos ramitas de tomillo en cada sardina y páselas por la marinada.
- Lave las hojas de vid y agítelas para que se sequen. Envuelva cada una de las sardinas en una hoja e introdúzcala en papel de aluminio untado con el resto del aceite.
- Deje que se hagan en el horno precalentado a 200 °C. Coloque los paquetitos en una fuente grande y sirva con trozos de limón.

EL GRUPO SANGUÍNEO A

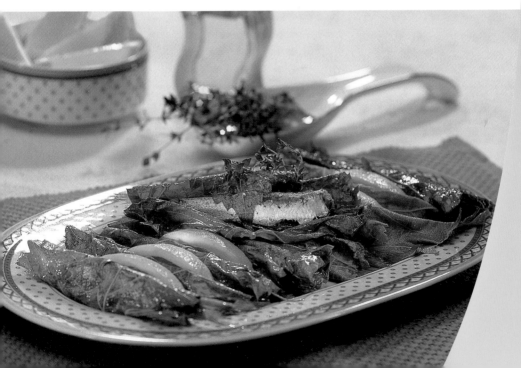

Postres

Albaricoques en salsa de vainilla

1 ración contiene:
274,5 kilocalorías
1,6 g de proteína
0,3 g de grasa
63,7 g de hidratos de carbono
5,7 g de fibra

Ingredientes para 4 personas:
8 albaricoques, 1 vaina de vainilla, 200 g de azúcar de caña, 225 g de frambuesa (pueden ser congeladas si las descongela bien y les escurre el agua), 1 cucharada de azúcar glas

Tiempo de preparación: unos 30 minutos

- Lave los albaricoques, páselos por agua hirviendo, pélelos, córtelos por la mitad y quíteles el hueso.
- Abra las vainas de vainilla. Eche la pulpa con el azúcar de caña en tres cuartos de litro de agua y póngalo a cocer a fuego lento. Añada las mitades de albaricoque y deje que se cuezan a fuego lento durante unos 10 minutos. Retírelas con una espumadera.
- Deje cocer el jarabe de vainilla hasta que se haya espesado un poco. Viértalo sobre los albaricoques y déjelo enfriar todo.
- Para la salsa de frambuesa, pase las frambuesas por un colador fino. Rocíelas con azúcar glas y mézclelo todo bien. Sirva cuatro mitades de albaricoque en cada plato, póngale un poco de jarabe de vainilla encima y sirva con la salsa de frambuesa.

Zabaione

1 ración contiene:
175,8 kilocalorías
6 g de proteína
9,3 g de grasa
11,9 g de hidratos de carbono
0,9 g de fibra

Ingredientes para 4 personas:
6 huevos, 2 cucharadas de azúcar de caña, 75 ml de vino de Marsala, 50 g de frambuesa, 8 uvas blancas (si se desea, se pueden cortar por la mitad y quitarle la pepita), citronela

Tiempo de preparación: unos 20 minutos

- Separe la yema y la clara de cinco huevos (la clara se puede utilizar para otra cosa). Con una batidora eléctrica bata las seis yemas con el huevo entero con el azúcar de caña al baño María hasta obtener una masa espumosa.
- Añada un pequeño chorro de vino de Marsala y siga batiendo hasta que se forme una crema viscosa.
- Reparta la zabaione en cuatro recipientes de postre. Pase las frambuesas a través de un colador. Reparta un cuarto del puré en la zabaione y con un tenedor mézclelo haciendo una forma de espiral. Adorne la crema con las uvas y con la citronela.

Granizado de limón

1 ración contiene:
186 kilocalorías
0,2 g de proteína
0,2 g de grasa
44 g de hidratos de carbono
0,1 g de fibra

Ingredientes para 4 personas:
150 g de azúcar de caña, 150 ml de zumo de limón

Tiempo de preparación: unos 20 minutos (más 3 horas para la congelación)

- Ponga a hervir a fuego lento 300 ml de agua con azúcar de caña. Remuévalo hasta que el azúcar se haya disuelto por completo. Deje cocer el jarabe durante 5 minutos más sin dejar de remover.
- Retire el jarabe del fuego y déjelo enfriar a temperatura ambiente. Agregue el zumo de limón y mézclelo bien. Colóquelo en una fuente que se pueda congelar e introdúzcalo en el congelador.
- Después de 30 minutos, retire el granizado del congelador y páselo por la batidora. Vuelva a meterlo en el congelador durante 30 minutos y bátalo de nuevo. Deje que se congele durante 2 horas y vuelva a batirlo.

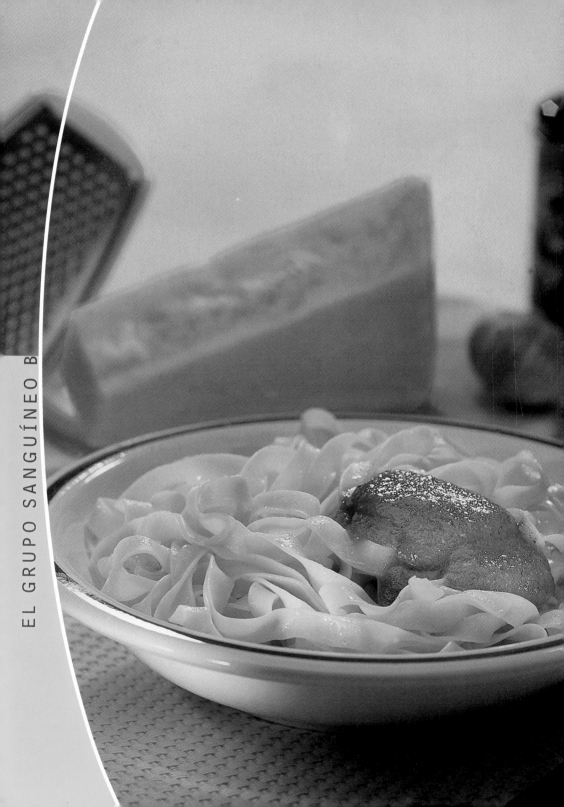

Recetas para el grupo sanguíneo B

Las personas pertenecientes al grupo sanguíneo B tienen un sistema digestivo especialmente resistente que tolera muchos alimentos, por lo que a la hora de cocinar pueden elegir entre una gran variedad de recetas.

Receta en pág. 65

Entrantes

Berenjenas con salsa de yogur y menta

1 ración contiene:
306,4 kilocalorías
4,7 g de proteína
28,9 g de grasa
7,1 g de hidratos de carbono
3,0 g de fibra

Ingredientes para 4 personas:
2 o 3 berenjenas, sal marina, 1 ramita de menta, 4 dientes de ajo, 400 g de yogur, 100 ml de aceite de oliva

Tiempo de preparación: unos 40 minutos

- Lave las berenjenas, quíteles el tallo y córtelas en rodajas en sentido longitudinal. Échele sal y deje reposar durante 15 minutos.
- Separe las hojas de menta de las ramas y pique finas la mitad de las hojas. Pele los dientes de ajo, prénselos y añádalos al yogur. Agregue las hojas de menta y remuévalo todo. Condimente con sal y adorne con el resto de las hojas de menta.
- Seque las rodajas de berenjena con un paño y fríalas en aceite. Déjelas escurrir sobre papel de cocina. Coloque las berenjenas en un plato y sírvalas con la salsa de yogur y menta.

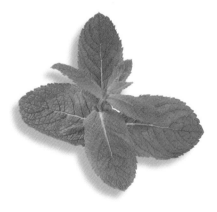

Champiñones en aceite

1 ración contiene:
380,1 kilocalorías
5,3 g de proteína
37,9 g de grasa
4 g de hidratos
de carbono
3,8 g de fibra

Ingredientes para 4 personas:
750 g de champiñones pequeños, 2 dientes de ajo, 150 ml de aceite de oliva, 40 ml de vino blanco seco, el zumo de 2 limones, 1 cucharada de miel, granos de pimienta, sal marina, 2 hojas de laurel, medio manojo de tomillo, pimienta de Jamaica

Tiempo de preparación: unos 60 minutos

- Frote los champiñones con un paño de cocina. Córtelos muy grandes por la mitad. Pele el ajo.
- Ponga en una cacerola dos tercios del aceite con 40 ml de agua, vino blanco y zumo de limón. Agregue el ajo, la miel, los granos de pimienta, una pizca de sal, las hojas de laurel y el tomillo. Deje cocer 5 minutos a fuego lento. Añada los champiñones y déjelo al fuego durante otros 5 minutos. Remueva de vez en cuando.
- Retire los champiñones y colóquelos en una fuente. Reduzca el fondo a fuego lento hasta que quede la mitad. Retire el laurel, el tomillo y los dientes de ajo. Salpimente si es necesario.
- Rocíe los champiñones con el fondo y déjelos enfriar. Justo antes de servir, vierta el resto del aceite de oliva sobre los champiñones.

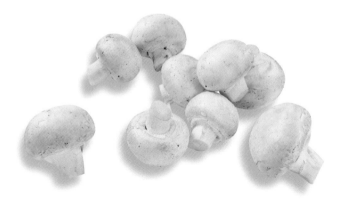

EL GRUPO SANGUÍNEO B

Ensalada de zanahoria

1 ración contiene:
202,6 kilocalorías
1,3 g de proteína
18,9 g de grasa
7 g de hidratos de carbono
3,8 g de fibra

Ingredientes para 4 personas:
400 g de zanahoria, 4 dientes de ajo, 1 manojo de perejil, $^1/_4$ de chile, 2 limones, sal marina, 2 cucharadas de pimentón (dulce), media cucharadita de comino molido, 5 cucharadas de aceite de oliva

Tiempo de preparación: unos 20 minutos

- Pele las zanahorias y córtelas con un pelador en finas rodajas longitudinales. Pele el ajo, lave el perejil, déjelo secar y píquelo fino. Limpie el chile y píquelo fino, exprima el limón.
- Cueza la zanahoria cortada en agua con sal durante un par de minutos. Retírela del fuego y escúrrala.
- Eche en el mortero los dientes de ajo, la mitad del perejil, los trozos de chile con el pimentón, el comino y media cucharadita de sal y píquelo todo hasta obtener una pasta.
- Caliente el aceite. Agregue la pasta de ajo y un poco de agua y lleve a ebullición. Retire la mezcla del fuego y deje enfriar ligeramente.
- Mezcle las rodajas de zanahoria con la pasta de verduras caliente y el zumo de limón. Esparza por encima el resto del perejil.

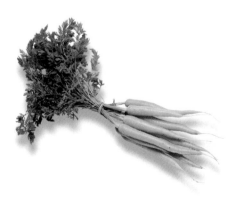

EL GRUPO SANGUÍNEO B

Pimientos rellenos

1 ración contiene:
500,2 kilocalorías
19,4 g de proteína
45,1 g de grasa
4,7 g de hidratos de carbono
3,6 g de fibra

Ingredientes para 4 personas:

16 pimientos (aproximadamente unos 400 g), 300 g de queso Feta (queso de oveja), 200 g de queso fresco (con doble nata), sal marina, pimienta de Jamaica, zumo de limón, 4 cucharadas de aceite de oliva

Tiempo de preparación: unos 15 minutos

- Lave los pimientos, corte el tallo y saque las semillas con un cuchillo afilado, procurando no estropearlos al hacerlo.
- Presione el queso Feta y el queso fresco a través de un pasador y condimente con sal, pimienta de Jamaica y un poco de zumo de limón.
- Introduzca la masa de queso en una manga pastelera y vaya echando una cantidad similar a dos o tres cucharadas dentro de cada pimiento.
- Coloque cuatro pimientos en cada plato y rocíelos con el aceite de oliva.

EL GRUPO SANGUÍNEO B

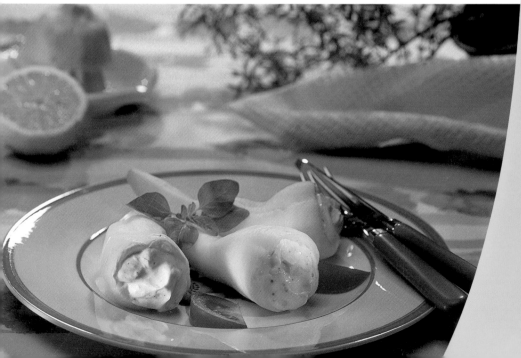

Platos principales

Gnocchi con mantequilla de salvia

1 ración contiene:
471,7 kilocalorías
9,4 g de proteína
30,2 g de grasa
40,3 g de hidratos
de carbono
4,2 g de fibra

Ingredientes para 4 personas:
500 g de patatas harinosas, sal marina,
125 g de harina, 125 g de mantequilla,
pimienta de Jamaica, nuez moscada, medio
manojo de salvia, 50 g de pecorino rallado

Tiempo de preparación: unos 40 minutos

- Pele las patatas, córtelas en dados y póngalas a cocer en agua con sal durante 10 o 15 minutos. Escúrralas y deshágalas todavía calientes.
- Mezcle las patatas deshechas con la harina, dos cucharadas de mantequilla y las especias hasta obtener una masa flexible. Forme con ella rollos del grosor de un dedo. Córtelos en trozos de 2 cm de largo y aplane cada trozo con un tenedor.
- Lave la salvia, déjela secar y píquela fina. Derrita el resto de la mantequilla en una sartén, procurando que no se ponga de color marrón. Agregue la salvia y deje reposar en la mantequilla.
- Deje cocer los gnocchi en abundante agua hirviendo durante 2 o 3 minutos. Cuando floten en la superficie, escúrralos y añádalos a la mantequilla de salvia. Espolvoree con pecorino y sirva.

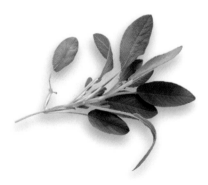

Tagliatelle al pesto

1 ración contiene:
783,9 kilocalorías
22,2 g de proteína
37,5 g de grasa
89 g de hidratos de carbono
8,4 g de fibra

Ingredientes para 4 personas:
50 g de almendras, 1 manojo de albahaca, 2 dientes de ajo, 50 g de parmesano rallado, 100 ml de aceite de oliva, sal marina, pimienta de Jamaica, 500 g de tagliatelle

Tiempo de preparación: unos 30 minutos. Véase la fotografía en las páginas 58-59

- Vierta agua hirviendo sobre las almendras, déjelas ablandar un momento y pélelas con los dedos.
- Lave la albahaca, déjela secar y separe las hojas de los tallos. Pele el ajo.
- Pique bien la albahaca, el ajo, las almendras y el queso parmesano con la batidora o con el mortero. Agregue aceite de oliva. Condimente con sal y pimienta de Jamaica.
- Siguiendo las instrucciones del paquete, cueza al dente los tagliatelle en agua abundante. Sirva con pesto.

Consejo

Se puede preparar más cantidad de pesto de la que se vaya a consumir en ese momento. Si se cubre con aceite y se introduce en un bote de cristal bien tapado, se puede conservar hasta dos o tres semanas en la nevera.

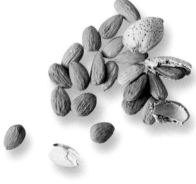

EL GRUPO SANGUÍNEO B

Pimientos con arroz

1 ración contiene:
581,4 kilocalorías
8,7 g de proteína
33,9 g de grasa
60,2 g de hidratos de carbono
8,1 g de fibra

Ingredientes para 4 personas:
4 pimientos grandes (no importa el color), 2 cebollas, 2 dientes de ajo, 100 ml de aceite de oliva, 250 g de arroz, 50 g de nueces, 4 ramitas de tomillo, sal marina, pimienta de Jamaica

Tiempo de preparación: unos 85 minutos

- Lave los pimientos y corte la parte superior para luego cubrirlos con ella. No quite el tallo. Retire las semillas y las partes blancas del interior. Pele las cebollas y los dientes de ajo y píquelos finos.
- Caliente dos cucharadas de aceite de oliva en una cacerola y dore la cebolla y el ajo picados. Agregue el arroz, el ajo y medio litro de agua. Deje cocer durante unos 10 minutos. Ponga el arroz en un colador y déjelo escurrir bien.
- Mientras tanto, pique las nueces y tuéstelas en una sartén sin añadir ningún tipo de grasa. Mezcle en una fuente las nueces con las hojitas de tomillo y el arroz. Condiméntelo todo con sal y pimienta de Jamaica.
- Llene los pimientos con el arroz, colóqueles la tapa y dispóngalos en una bandeja de horno. Cubra el fondo con un centímetro de agua. Eche el resto del aceite sobre los pimientos.
- Hornee los pimientos en el horno precalentado a 175 °C durante 1 hora. Vaya echándoles agua por encima de vez en cuando. Si es necesario, añada agua.

Consejo

Las personas pertenecientes al grupo sanguíneo B digieren muy bien el pimiento, independientemente del color. No obstante, se recomienda consumir más pimiento rojo, ya que contiene más vitaminas que el pimiento amarillo y el verde.

EL GRUPO SANGUÍNEO B

Risotto con radicchio

1 ración contiene:
608,1 kilocalorías
15,1 g de proteína
23,4 g de grasa
74,9 g de hidratos de carbono
3,2 g de fibra

Ingredientes para 4 personas:
1 cebolla, 1 radicchio pequeño,
3 cucharadas de aceite de oliva, 350 g de
arroz para risotto, $1/4$ de litro de vino tinto,
1 litro de consomé de verduras, sal marina,
pimienta de Jamaica, 50 g de parmesano
rallado, 2 cucharadas de mantequilla

Tiempo de preparación: unos 30 minutos

- Pele las cebollas y píquelas muy finas. Limpie el radicchio, lávelo y córtelo en finas tiras.
- Caliente el aceite y dore la cebolla, pero no deje que se ponga de color marrón. Añada el arroz y mézclelo con la cebolla. Agregue el vino.
- Cuando el líquido casi se haya recluido por completo, baje la intensidad del fuego y añada poco a poco el consomé de verdura.
- Tan pronto como el arroz esté al dente (aproximadamente al cabo de 20 minutos), salpimente. Mézclelo con el radicchio, el queso parmesano y la mantequilla y sirva inmediatamente el risotto.

EL GRUPO SANGUÍNEO B

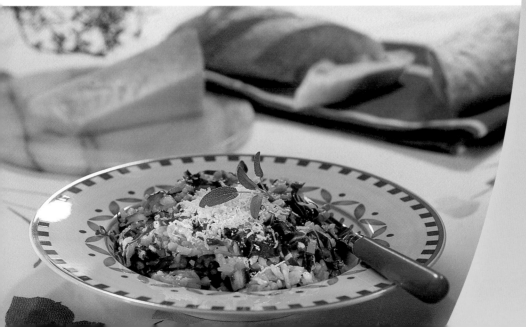

Ragout de cordero

1 ración contiene:
907,9 kilocalorías
72,9 g de proteína
51,9 g de grasa
28,2 g de hidratos de carbono
6,9 g de fibra

Ingredientes para 4 personas:
1 kg de espalda de cordero (cortada en dados), sal marina, pimienta de Jamaica, un manojo de romero, un manojo de tomillo, $1/8$ ml de aceite de oliva, 2 cebollas, 3 dientes de ajo, 2 pimientos rojos, 500 g de patatas, $1/4$ de litro de vino tinto, $1/4$ de litro de consomé

Tiempo de preparación: unos 100 minutos (más 3 horas para marinar)

- Coloque la carne en una fuente y salpimente. Separe las hojas de romero y de tomillo de las ramas y agréguelas a la carne. Rocíe con aceite y mézclelo con las manos. Deje marinar al menos durante 3 horas.
- Pele la cebolla y el ajo y trocéelos. Lave los pimientos y córtelos por la mitad, quite el nacimiento del tallo, las semillas y las partes blancas del interior. Corte la pulpa en daditos. Pele las patatas y píquelas gruesas.
- Retire los dados de carne de la marinada. Caliente la marinada en una cacerola grande y fría la carne a fuego intenso. Agregue la cebolla y el ajo y fríalo todo durante un momento. Añada finalmente el vino tinto y el consomé.
- Agregue el pimiento y una pizca de sal, tápelo, reduzca la intensidad del fuego y deje cocer todo a fuego lento durante 90 minutos. Si es necesario, añada un poco de vino tinto o de consomé. Unos 30 minutos antes de que finalice el tiempo de cocción, añada las patatas. Antes de servir, salpimente de nuevo el ragout.

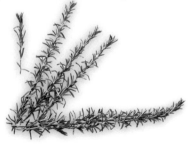

Vitello tonnato

1 ración contiene:
853,4 kilocalorías
50,5 g de proteína
61,4 g de grasa
3,8 g de hidratos de carbono
1,3 g de fibra

Ingredientes para 4 personas:
1 manojo de verduras para caldo, sal marina, $1/2$ l de vino blanco seco, 600 g de redondo de ternera, 100 g de atún al natural (de lata), 1 limón y medio, 2 yemas de huevo, 200 ml de aceite de oliva, pimienta de Jamaica, 12 alcaparrones grandes (o 3 cucharadas de alcaparras)

Tiempo de preparación: unos 120 minutos

■ Introduzca las verduras para caldo en un litro de agua con sal, aña-da el vino y lleve a ebullición. Reduzca la intensidad del fuego y deje que la carne se vaya haciendo a fuego muy lento durante 45 minutos. El agua no deberá volver a hervir. Retire la cacerola del fuego y deje enfriar la carne en la cacerola.

■ Para la salsa, deshaga con la batidora el atún, el zumo de un limón y medio y las yemas de huevo. Añada poco a poco el aceite de oliva y unas cuatro cucharadas del consomé de carne. La salsa debería adquirir la consistencia de la nata. Si es necesario, añada consomé. Salpimente.

■ Corte la carne de ternera en finas rodajas. Dispóngala en los platos con los alcaparrones, la salsa y las rodajas de limón.

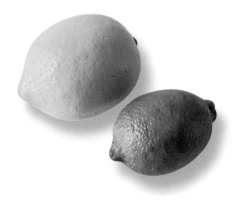

EL GRUPO SANGUÍNEO B

Puré de bacalao

<table>
<tr><td colspan="2">**1 ración contiene:**</td></tr>
<tr><td>1.049,1 kilocalorías</td></tr>
<tr><td>115,7 g de proteína</td></tr>
<tr><td>59,7 g de grasa</td></tr>
<tr><td>12 g de hidratos
de carbono</td></tr>
<tr><td>1,6 g de fibra</td></tr>
</table>

Ingredientes para 4 personas:
600 g de bacalao, 250 g de patatas, sal marina, 220 ml de aceite de oliva, 1 diente de ajo, 100 ml de leche, 3 cucharadas de zumo de limón, 1 manojo de perejil

Tiempo de preparación: unos 70 minutos (más 24 horas para marinar)

- Corte el bacalao en trozos y déjelo en remojo en agua abundante durante 24 horas. Cambie el agua varias veces.
- Ponga los trozos de pescado en agua y lleve a ebullición. Reduzca la intensidad del fuego y deje cocer el pescado a fuego lento durante 15 minutos. Escurra el pescado y déjelo enfriar. Retire la piel y las espinas y deshaga la carne del pescado con los dedos.
- Pele las patatas. Corte la mitad de las patatas en trozos pequeños y la otra mitad en dados de un centímetro. Cueza ligeramente los trozos de patata en agua con sal, introduzca los dados de patata en agua y resérvelos.
- Caliente 100 ml de aceite en una cacerola. Agregue el pescado y a fuego muy reducido, sin dejar de remover, deje que se deshaga del todo. Pele el ajo, prénselo y añádalo al pescado.
- Cuando se haya formado una pasta espesa con el pescado, añada poco a poco 110 ml de aceite de oliva y la leche. Agregue las patatas cocidas a la masa y siga removiendo. El puré estará listo cuando tenga una consistencia cremosa y el pescado haya absorbido todo el líquido de manera homogénea. Añádale el zumo de limón justo al final y mézclelo bien.
- Blanquee los dados de patata en agua con sal durante 3 minutos. Caliente el resto del aceite en una sartén antiadherente y fría las patatas hasta que estén crujientes.
- Sirva el puré de bacalao en una fuente y esparza por encima los dados de patata y el perejil picado.

Pez espada al horno

1 ración contiene:
296 kilocalorías
30,2 g de proteína
8,6 g de grasa
23,2 g de hidratos de carbono
4,2 g de fibra

Ingredientes para 4 personas:
600 g de patatas harinosas, 1 cebolla, 1 diente de ajo, 1 manojo de perejil, 500 g de pez espada en rodajas (aproximadamente 2,5 cm de grosor), sal marina, pimienta de Jamaica, 2 cucharadas de aceite de oliva

Tiempo de preparación: unos 70 minutos

- Pele las patatas y córtelas en finas rodajas. Pele la cebolla y el ajo. Corte la cebolla en finas anillas y el ajo en pequeños daditos; mézclelos con la patata.
- Lave el perejil y déjelo secar. Condimente las rodajas de pescado en ambos lados con sal marina y pimienta de Jamaica.
- Con ayuda de un pincel unte el fondo de una fuente de horno con una cucharada de aceite de oliva. Reparta en ella la mitad de las patatas y salpiméntelas.
- Coloque encima de las patatas las rodajas de pescado, esparza las hojitas de perejil sin los tallos y cubra con el resto de las patatas. Salpimente de nuevo y rocíe las patatas con el aceite restante.
- Hornee en el horno precalentado a 180 °C unos 45 minutos. Si las patatas se oscurecen demasiado, cúbralas con papel de aluminio.

EL GRUPO SANGUÍNEO B

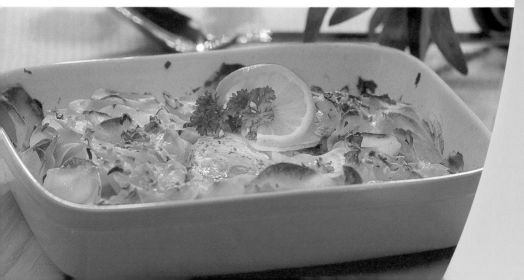

Postres

Ensalada de naranja

1 ración contiene:
85,8 kilocalorías
1,5 g de proteína
0,3 g de grasa
17,5 g de hidratos de carbono
3,3 g de fibra

Ingredientes para 4 personas:
4 naranjas grandes, media cucharadita de agua de rosas, 1 cucharada de azúcar glas, una pizca de clavo en polvo, unas ramitas de menta

Tiempo de preparación: unos 20 minutos (más 1 hora para marinar)

- Con un cuchillo bien afilado, pele las naranjas y quite la piel blanca del interior. Haga incisiones entre los gajos y despréndalos.
- Coloque los gajos de naranja en forma de flor sobre un plato grande y rocíelos con agua de rosas. Cúbralos con plástico de cocina y deje reposar durante 1 hora en el frigorífico.
- Mezcle el azúcar glas con el clavo en polvo y antes de servir, espolvoree los gajos de naranja con la mezcla. Decore con las hojas de menta.

Yogur con miel

1 ración contiene:
230,2 kilocalorías
6,4 g de proteína
12 g de grasa
23,5 g de hidratos de carbono
2,5 g de fibra

Ingredientes para 4 personas:
100 g de uvas, 400 g de yogur griego, 4 cucharadas de almendras laminadas, 4 cucharas de miel

Tiempo de preparación: unos 10 minutos

- Lave las uvas, déjelas secar y córtelas por la mitad. Si es necesario, con un cuchillo afilado quite las pepitas.
- Bata el yogur con un batidor manual y repártalo en cuatro cuencos. Tueste las almendras laminadas en una sartén sin añadir ningún tipo de grasa.
- Eche sobre el yogur las uvas y la miel. Esparza las almendras laminadas por encima.

Crema de leche

1 ración contiene:
- 272,2 kilocalorías
- 11,9 g de proteína
- 11,8 g de grasa
- 29,3 g de hidratos de carbono
- 0,1 g de fibra

Ingredientes para 4 personas:
4 huevos, medio litro de leche, media vaina de vainilla, 65 g de azúcar de caña, canela, 4 bizcochos de soletilla

Tiempo de preparación: unos 30 minutos

- Rompa un huevo y separe la clara de la yema. Lleve a ebullición la leche con la pulpa de la vaina de vainilla. Retire del fuego.
- Bata con la batidora eléctrica los tres huevos enteros, la yema (la clara se puede utilizar para otra cosa) y el azúcar de caña hasta que la masa se haya espesado ligeramente.
- Sin dejar de remover, añada poco a poco la leche caliente. Eche la mezcla en una cacerola y caliente cuidadosamente. Siga removiendo hasta que la crema se haya espesado y quede espumosa. La crema no debe hervir, ya que el huevo se cuajaría.
- Sirva la crema caliente en los cuencos y deje enfriar. Antes de servir, espolvoree con la canela y coloque un bizcocho en cada recipiente.

EL GRUPO SANGUÍNEO B

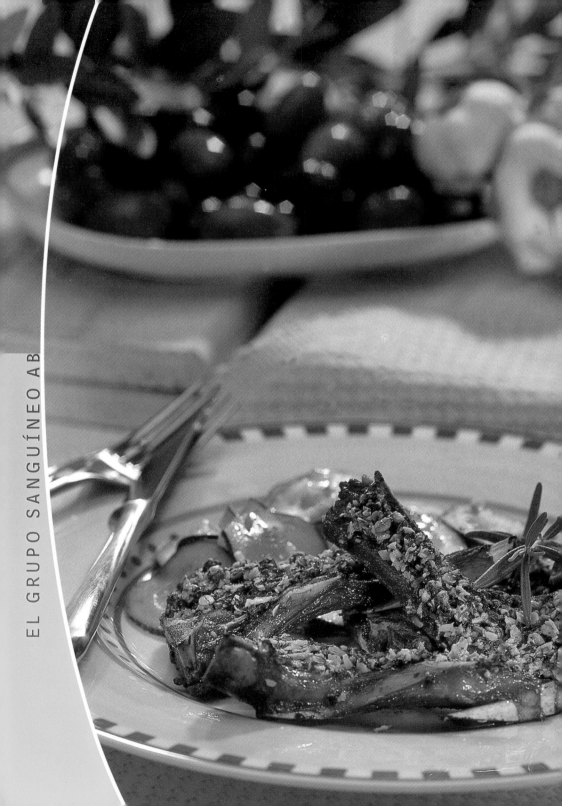

Recetas para el grupo sanguíneo AB

Las personas que pertenecen al grupo sanguíneo AB tienen un sistema digestivo bastante delicado, por lo que deben comer muy poca carne y consumir de forma preferente verduras y pescado.
De este modo, se mantendrán sanas y en forma.

Receta en pág. 80

Entrantes

Sopa de verduras griega

<table>
<tr><td>1 ración contiene:</td></tr>
<tr><td>296,6 kilocalorías
12,9 g de proteína
16,9 g de grasa
22,5 g de hidratos
   de carbono
9,7 g de fibra</td></tr>
</table>

Ingredientes para 4 personas:
1 cebolla, 1 diente de ajo, 125 g de col rizada, 3 zanahorias, 2 patatas, 2 tallos de apio, 50 ml de aceite de oliva, $^1/_2$ litro de consomé de verdura, 2 tomates, medio manojo de perejil, sal marina, pimienta de Jamaica, 50 g de queso Feta (de leche de oveja)

Tiempo de preparación: unos 50 minutos

- Pele la cebolla y el ajo y píquelos finos. Limpie la col rizada, lávela y córtela en finas tiras. Pele las zanahorias y las patatas, lávelas y córtelas en pequeños dados. Limpie el apio, lávelo y píquelo grueso.
- Caliente el aceite de oliva en una cacerola y dore la cebolla y el ajo. Cuando la cebolla haya adquirido un aspecto vidrioso, añada la col y las zanahorias. Deje que se haga todo durante 5 minutos.
- Agregue la patata y el apio y déjelo al fuego durante 5 minutos más. Añada el consomé de verdura y lleve a ebullición. Reduzca la intensidad del fuego y deje que cueza a fuego lento durante 15 minutos.
- Mientras tanto, pase los tomates por agua hirviendo y pélelos. Córtelos por la mitad, retire las semillas y el nacimiento del tallo. Corte la pulpa en dados. Lave el perejil, escúrralo y píquelo fino.
- Agregue los dados de tomate a la sopa. Salpimente y lleve de nuevo a ebullición. Reparta la sopa en los platos. Añádale perejil y queso Feta desmenuzado.

Sopa de tomate con ajo

1 ración contiene:
259 kilocalorías
8,9 g de proteína
13 g de grasa
26 g de hidratos de carbono
5,2 g de fibra

Ingredientes para 4 personas:
2 cebollas grandes, 4 dientes de ajo, 500 g de tomates, 3 cucharadas de aceite de oliva, 1 litro de consomé de verdura, 1 *bouquet garni*, pimienta de Cayena, sal marina, 4 rebanadas de pan blanco (o 8 rebanadas de pan de *baguette*)

Tiempo de preparación: unos 50 minutos

- Pele la cebolla y el ajo y píquelos finos. Haga un corte superficial en los tomates, páselos por agua hirviendo y pélelos. Quite el nacimiento del tallo y las semillas. Pique fina la pulpa.
- Caliente el aceite de oliva en una cacerola y dore la cebolla y el ajo. Agregue los tomates y deje que cueza todo durante 5 minutos.
- Añada el consomé de verdura, el *bouquet garni* y deje cocer la sopa a fuego lento durante 30 minutos. Condimente con pimienta de Cayena, sal y pimienta de Jamaica.
- Tueste el pan en la tostadora y sírvalo con la sopa.

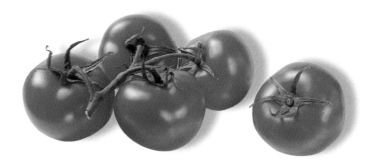

EL GRUPO SANGUÍNEO AB

Queso de oveja con hierbas aromáticas

1 ración contiene:
- 381,2 kilocalorías
- 8 g de proteína
- 38,5 g de grasa
- 1,8 g de hidratos de carbono
- 2 g de fibra

Ingredientes para 4 personas:
Medio manojo de cebollino, medio manojo de perejil, 150 g de tomates, 4 cebollitas de primavera, 150 g de queso Feta (de oveja), 150 g de mantequilla, una pizca de semillas de hinojo molidas, media cucharadita de pimentón y media de comino, sal marina, pimienta de Jamaica

Tiempo de preparación: unos 15 minutos

- Lave el cebollino y trocéelo. Lave el perejil, escúrralo para que se seque y píquelo fino. Lave los tomates y córtelos en rodajas. Limpie las cebollitas de primavera, lávelas, déjelas escurrir y córtelas en anillas.
- Pase el queso Feta a través de un pasador y mézclelo con la mantequilla blanda. Cuando la pasta esté cremosa, agregue los cebollinos, el perejil, las cebollitas y las especias. Mézclelo todo bien y condimente con sal y pimienta de Jamaica.
- Disponga las rodajas de limón y la crema de queso en un plato y sirva con rebanadas de pan.

Montaditos con champiñones

1 ración contiene:
- 377,5 kilocalorías
- 12,9 g de proteína
- 13 g de grasa
- 51,4 g de hidratos de carbono
- 14,7 g de fibra

Ingredientes para 4 personas:
4 tomates, 500 g de champiñones, 3 cucharadas de aceite de oliva, sal marina, pimienta de Jamaica, 1 *baguette* de pan integral, 2 dientes de ajo, medio manojo de tomillo

Tiempo de preparación: unos 20 minutos

- Lave los tomates, quite el nacimiento del tallo y haga un corte superficial en forma de cruz en la piel. Páselos por agua hirviendo, pélelos, córtelos por la mitad y aparte las semillas. Pique fina la pulpa.
- Frote los champiñones con un paño de cocina limpio y córtelos en finas rodajas. Caliente una cuharada sopera de aceite de oliva en una sartén antiadherente y fría los champiñones, hasta que se evapore todo el líquido. Condimente con sal y pimienta de Jamaica.
- Mientras tanto, corte la *baguette* en unas 16 rebanadas y tuéstelas en el horno precalentado a 200 °C por ambos lados 2 o 3 minutos hasta que hayan adquirido un color dorado.
- Pele el ajo y frote con él las crujientes rebanadas de pan. Échele unas gotitas de aceite.
- Separe las hojas de tomillo de los tallos y agréguelas junto con los dados de tomate a los champiñones calientes. Mézclelo todo bien. Reparta sobre las rebanadas de pan tostadas.

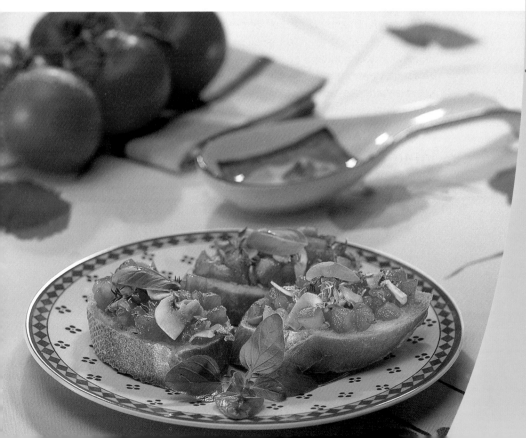

EL GRUPO SANGUÍNEO AB

Platos principales

Chuleta de cordero a las hierbas aromáticas

1 ración contiene:
911,9 kilocalorías
78,7 g de proteína
62,5 g de grasa
9,2 g de hidratos de carbono
3,4 g de fibra

Ingredientes para 4 personas:
800 g de calabacín, 1 cebolla, 1 diente de ajo, 2 ramitas de romero, medio manojo de tomillo y medio de mejorana, 2 cucharadas de copos de avena, 1 cucharada de aceite de oliva, sal marina, pimienta de Jamaica, 8 chuletas de cordero

Tiempo de preparación: unos 40 minutos. Véase la fotografía en las páginas 74-75

- Limpie los calabacines, lávelos y córtelos en finas rodajas. Pele la cebolla y el ajo y píquelos finos.
- Separe las hojas de las hierbas de los tallos y píquelas finas. Mézclelas con los copos de avena y con una cucharada de aceite de oliva. Condimente con sal y pimienta de Jamaica.
- Caliente el resto del aceite en una sartén antiadherente y fría las chuletas de cordero unos 3 minutos por cada lado. Envuélvalas en papel de aluminio y consérvelas calientes.
- Ponga en la sartén la cebolla y el ajo y dórelos en el mismo aceite. Agregue los calabacines y deje que se haga durante 5 minutos. Disponga la verdura en una fuente de horno y coloque sobre ella las chuletas. Sazone la carne con las hierbas aromáticas.
- Introduzca en el horno precalentado a 250 °C durante unos 5 minutos hasta que la costra de hierbas se haya tostado ligeramente.

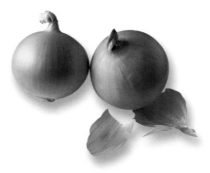

Siskebab

1 ración contiene:
595,3 kilocalorías
70,8 g de proteína
28,6 g de grasa
12,6 g de hidratos
de carbono
4,3 g de fibra

Ingredientes para 4 personas:
1 kg de carne de cordero, 4 cebollas, 2 dientes de ajo, 3 cucharadas de zumo de limón, 3 cucharadas de yogur, 4 ramitas de tomillo, sal marina, pimienta de Jamaica, 1 cucharada de pimentón (dulce), 2 tomates, 1 pimiento rojo, 2 cucharadas de aceite de oliva

Tiempo de preparación: unos 45 minutos (más 2 horas para marinar)

- Corte la carne de cordero en dados de 2,5 cm. Pele y pique fino la mitad de las cebollas y del ajo.
- Mezcle el zumo de limón con el yogur, las cebollas picadas, el ajo y las hojas de tomillo. Condimente con sal, pimienta de Jamaica y pimentón.
- Añada los dados de carne a la marinada de yogur. Mézclelo todo bien, cubra con plástico de cocina y déjelo reposar en la nevera durante 2 horas.
- Pele las cebollas restantes y córtelas en ocho trozos. Lave los tomates y córtelos en ocho trozos. Lave los pimientos, córtelos por la mitad, quite el nacimiento del tallo, las semillas y las partes blancas del interior. Corte la pulpa en trozos grandes.
- Retire los trozos de carne de la marinada y séquelos con un paño de cocina. Ensarte en los pinchos de manera alternativa trozos de carne, cebolla, tomate y pimiento.
- Caliente el aceite de oliva y fría los pinchos de carne por todos lados unos 5 minutos hasta que estén dorados.

Consejo

Como acompañamiento, puede servir una ensalada verde con un aliño de yogur.

EL GRUPO SANGUÍNEO AB

Moussaka

1 ración contiene:
689,6 kilocalorías
43,5 g de proteína
50 g de grasa
16,8 g de hidratos de carbono
5,8 g de fibra

Ingredientes para 4 personas:

3 berenjenas, sal marina, 5 cucharadas de aceite de oliva, 400 g de tomate, 1 cebolla, 2 dientes de ajo, medio manojo de perejil, 400 g de carne de cordero picada, 100 g de queso Feta (de leche de oveja), pimienta de Jamaica, 4 cucharadas de mantequilla, 4 cucharadas de harina, $^1/_2$-$^3/_4$ de litro de consomé de verdura, 3 huevos, nuez moscada, aceite de oliva para la fuente

Tiempo de preparación: unos 120 minutos

- Limpie las berenjenas, lávelas y córtelas en rodajas. Déjelas reposar durante 15 minutos en agua fría con sal. A continuación escúrralas y séquelas con un papel de cocina.
- Fría las rodajas de berenjena en una sartén antiadherente con cuatro cucharadas de aceite de oliva hasta que adquieran un bello color dorado. Colóquelas sobre papel de cocina y déjelas escurrir.
- Haga un corte superficial en los tomates, introdúzcalos en agua hirviendo y pélelos. Córtelos por la mitad, quite las semillas y el nacimiento del tallo y pique gruesa la pulpa. Pele la cebolla y el ajo y píquelos finos. Lave el perejil, déjelo secar y píquelo grueso.
- Caliente el resto del aceite y dore la cebolla y el ajo. Agregue la carne picada. Luego añada el tomate y el perejil y deje que se vaya cociendo. Incorpore el queso Feta desmenuzado y salpimente.
- Caliente la mantequilla en una cacerola y añada la harina removiendo hasta obtener una pasta espesa. Agregue el consomé poco a poco sin dejar de remover. La salsa deberá tener una consistencia viscosa. Lleve a ebullición y retire del fuego. Sin dejar de remover, añada los huevos y el resto del queso. Añada nuez moscada y salpimente.
- Unte con aceite el fondo de una fuente de horno y coloque en ella la mitad de la berenjena. Cúbrala con la carne picada y la berenjena restante. Rocíe la berenjena con la salsa.
- Introduzca la moussaka en el horno precalentado a 190 °C unos 45 minutos. Si se oscurece demasiado, cúbrala con papel de aluminio. Retírela del horno, deje reposar unos 10 minutos y córtela.

Mejillones con salsa al curry

1 ración contiene:

279,7 kilocalorías
13,2 g de proteína
17,5 g de grasa
6,6 g de hidratos
de carbono
0,7 g de fibra

Ingredientes para 4 personas:
1 cebolla, 1 manojo de perejil, 75 g de mantequilla, 1 cucharadita de granos de pimienta, 2 hojas de laurel, $1/4$ de litro de vino blanco, 2 kg de mejillones frescos (limpios), 1 cucharadita de curry, zumo de limón

Tiempo de preparación: unos 30 minutos

- Pele la cebolla y píquela fina. Lave el perejil y escúrralo para que se seque (no deshaga el manojo).
- Dore los dados de cebolla en 50 g de mantequilla. Agregue el manojo de perejil, la pimienta, el laurel y el vino y lleve a ebullición.
- Separe los mejillones que estén abiertos. Introduzca el resto de los mejillones en la cacerola y cuézalos en el vino durante 5 o 10 minutos. Remueva de vez en cuando o agite la cacerola.
- Una vez abiertos los mejillones, retírelos de la cacerola y colóquelos en una fuente calentada previamente, retirando los que no se hayan abierto. Mantenga calientes los mejillones abiertos.
- Cuele el líquido de la cocción y échelo en una pequeña cacerola. Agregue el curry y deje que el líquido se reduzca a la mitad.
- Retire la cacerola del fuego, agregue el resto de la mantequilla en copos y condimente la salsa al gusto con zumo de limón. Sírvala con los mejillones.

EL GRUPO SANGUÍNEO AB

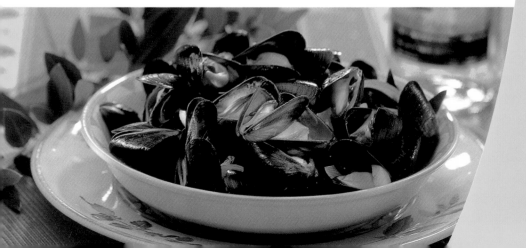

Arroz al limón

1 ración contiene:
584,7 kilocalorías
21 g de proteína
24,2 g de grasa
70 g de hidratos
de carbono
1,2 g de fibra

Ingredientes para 4 personas:
Sal marina, 350 g de arroz para risotto, 4 huevos, pimienta de Jamaica, 100 g de queso pecorino rallado, 3-4 cucharadas de zumo de limón, 3 cucharadas de mantequilla

Tiempo de preparación: unos 35 minutos

- En una cacerola, lleve a ebullición cinco litros de agua con una pizca de sal. Agregue el arroz al agua hirviendo y deje que siga hirviendo durante unos 30 segundos más. A continuación reduzca la intensidad del fuego y deje que el arroz se vaya haciendo a fuego lento durante unos 20 minutos. Déjelo escurrir bien en un colador. Coloque una tapa sobre el colador para que el arroz no se enfríe demasiado.
- Rompa los huevos y échelos en una fuente. Condimente con sal y pimienta de Jamaica y bátalos fuerte durante 30 segundos con un tenedor. Agregue el pecorino y el zumo de limón.
- Derrita la mantequilla en una sartén grande. Agregue el arroz bien escurrido y deje que se caliente a fuego lento. Incorpore entonces la mezcla de huevos y queso y, sin dejar de remover, deje que se haga todo durante unos 4 minutos. Sirva inmediatamente.

Consejo

Si desea variar el plato, puede añadir 100 g de guisantes cocidos y 100 g de pechuga de pavo ahumada cortada en tiras a la mezcla de huevos y queso.

EL GRUPO SANGUÍNEO AB

Dorada a la española

1 ración contiene:
398,5 kilocalorías
66,6 g de proteína
10,2 g de grasa
8,9 g de hidratos de carbono
3,5 g de fibra

Ingredientes para 4 personas:

2 tomates, 1 calabacín pequeño, 2 cebollas, 3 dientes de ajo, medio manojo de perejil, 1 pimiento amarillo, 2 cucharadas de aceite de oliva, sal marina, pimienta de Jamaica, 2 doradas medianas, 2 hojas de laurel, 2 cucharadas de zumo de limón

Tiempo de preparación: unos 60 minutos

- Corte la carne de cordero en dados de 2,5 cm. Pele y pique fino la mitad de las cebollas y del ajo. Limpie el calabacín, lávelo y córtelo en rodajas. Pele una cebolla y córtela también en rodajas.
- Pele y pique la segunda cebolla y los dientes de ajo. Lave el perejil, déjelo secar y píquelo fino. Lave el pimiento, córtelo por la mitad y quite las semillas, el nacimiento del tallo y las partes blancas del interior. Corte la pulpa en trozos grandes.
- Con ayuda de un pincel, unte con aceite de oliva el fondo de una fuente de horno. Cubra la base con las rodajas de tomate, calabacín y cebolla y condimente con sal y pimienta de Jamaica. Eche sal y pimienta de Jamaica en el interior del pescado una vez limpio. Introduzca también en su interior la mitad del perejil y una hoja de laurel. Colóquelo en la fuente de horno.
- Mezcle la cebolla picada con el ajo, el resto del perejil, el pimentón y el zumo de limón. Condimente con sal abundante y échelo sobre el pescado.
- Introduzca las doradas en el horno precalentado a 200 °C y hornéelas durante unos 40 minutos.

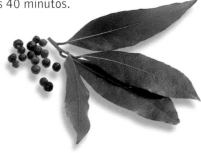

Pez espada con patatas

1 ración contiene:
331,2 kilocalorías
34,4 g de proteína
8,9 g de grasa
26,7 g de hidratos de carbono
5,3 g de fibra

Ingredientes para 4 personas:
600 g de patatas, 2 cebollas, 2 dientes de ajo, 3 tomates, 4 filetes de pez espada (de 2,5 cm de grosor aproximadamente), 2 cucharadas de aceite de oliva, 1 cucharadita de pimentón, 1 hoja de laurel, sal marina, pimienta de Jamaica

Tiempo de preparación: unos 30 minutos

- Pele las patatas y córtelas en dados grandes. Pele la cebolla y los dientes de ajo y píquelos finos. Haga un corte superficial en los tomates, páselos por agua hirviendo y pélelos. Pique fina la pulpa. Quite las espinas al pez espada y trocee la carne.
- Caliente el aceite de oliva y fría los dados de cebolla y de ajo. Agregue el tomate, el pimentón y el laurel. Deje que cueza todo hasta obtener una salsa espesa. Condimente con sal y pimienta de Jamaica.
- Cueza los dados de patata en agua con sal, pero no deje que las patatas se deshagan. Escurra la patata y añádala a la salsa de tomate junto con los trozos de pez espada. Deje que cueza a fuego lento durante unos 5 minutos hasta que los trozos de pescado estén bien hechos. Condimente con sal y pimienta de Jamaica.

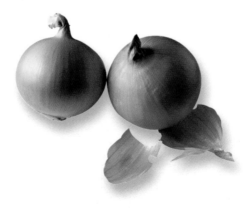

Rape gratinado

1 ración contiene:
514 kilocalorías
41,1 g de proteína
31,5 g de grasa
10,1 g de hidratos de carbono
3 g de fibra

Ingredientes para 4 personas:
2 cebollas, 250 g de champiñones, 1 kg de rape (cortado en rodajas), sal marina, pimienta de Jamaica, 1 manojo de perejil, 125 g de mantequilla, 50 g de pan rallado, 150 ml de vino blanco, aceite de oliva para la fuente

Tiempo de preparación: unos 35 minutos

- Pele las cebollas y píquelas muy finas. Frote los champiñones con un paño de cocina limpio y córtelos en finas rodajas. Mezcle la cebolla y los champiñones.
- Unte de aceite el fondo de la fuente de horno. Disponga en la fuente la mitad de la cebolla y los champiñones. Salpimente las rodajas de pescado por ambos lados y colóquelas en la fuente.
- Lave el perejil y déjelo secar. Desprenda las hojas de los tallos y píquelas muy finas. Mézclelas con la mantequilla y el pan rallado.
- Reparta de manera homogénea sobre el pescado el resto de la mezcla de cebolla y champiñón. Disponga también por encima la mantequilla de perejil en copos. Rocíe con dos tercios del vino. Introduzca en el horno precalentado a 230 °C unos 20 minutos. Rocíe de vez en cuando con el vino. Cuando la superficie esté crujiente y tostada, retírelo del horno y sírvalo.

EL GRUPO SANGUÍNEO AB

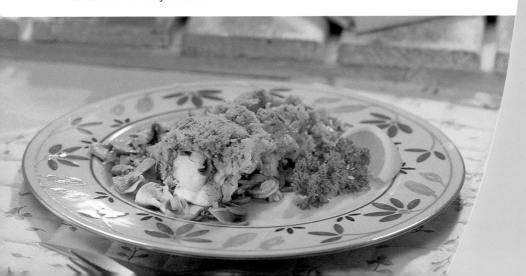

Postres

Ensalada de melón con menta

1 ración contiene:
110,9 kilocalorías
1,8 g de proteína
0,6 g de grasa
24 g de hidratos de carbono
1,5 g de fibra

Ingredientes para 4 personas:
1 melón maduro, 1 melocotón grande y blanco, 1 ramita de menta

Tiempo de preparación: unos 25 minutos

■ Corte el melón por la mitad y quite las semillas con una cucharilla. Separe la pulpa y échela en una fuente.
■ Corte el melocotón en cuatro trozos (quite el hueso), pélelo y córtelo en pequeños trozos. Mezcle el melón con el melocotón. Separe las hojas de menta de los tallos y añádalas a la fruta. Deje reposar todo durante 15 minutos.

Crema de castañas

1 ración contiene:
344,9 kilocalorías
2,9 g de proteína
9,5 g de grasa
61,3 g de hidratos de carbono
6,7 g de fibra

Ingredientes para 4 personas:
400 g de castañas, 100 ml de leche desnatada, 125 g de azúcar glas, sal marina

Tiempo de preparación: unos 80 minutos

- Haga un corte en forma de cruz en la parte curvada de las castañas y colóquelas sobre la bandeja del horno. Vierta agua sobre la bandeja (aproximadamente 1 cm de altura) y hornee las castañas en el horno precalentado a 150 °C durante unos 15 minutos. Dele la vuelta de vez en cuando.
- Deje enfriar un poco las castañas. Quite la cáscara y la piel marrón. Coloque las castañas peladas en una cacerola, cúbralas con agua y cuézalas a fuego lento durante unos 45 minutos.
- Escurra las castañas y añádale dos o tres cucharadas de leche, el azúcar glas y una pizca de sal, y deshágalo todo con la batidora.
- Reparta la crema de castañas en cuatro cuencos y échele por encima la leche restante.

Cerezas al horno

1 ración contiene:
442,7 kilocalorías
12,8 g de proteína
19,7 g de grasa
51,8 g de hidratos de carbono
1,2 g de fibra

Ingredientes para 4 personas:
400 g de guindas agrias (de bote), media vaina de vainilla, 6 cucharadas de azúcar de caña, 4 huevos, 3 cucharadas de harina, 400 ml de leche desnatada, 4 cucharadas de mantequilla

Tiempo de preparación: unos 40 minutos

- Deje escurrir las guindas. Recoja el jugo y utilícelo para otra cosa. Abra la vaina de vainilla y rasque su interior con un cuchillo afilado. Mezcle la pulpa de la vainilla con las cuatro cucharadas de azúcar de caña.
- Bata los huevos con el azúcar aromatizado hasta obtener una masa cremosa. Sin dejar de remover, vaya añadiendo la harina y la leche.
- Unte una fuente de horno con una cucharada de mantequilla y ponga las guindas. Vierta la masa de huevo. Introduzca en el horno precalentado a 200 °C y hornee durante unos 30 minutos. Cuando haya pasado aproximadamente la mitad del tiempo, reparta el resto de la mantequilla en copos y el azúcar restante.

EL GRUPO SANGUÍNEO AB

Tabla de alimentos

La tabla de alimentos que aparece a continuación se basa en los descubrimientos de Peter D'Adamo y debería servirle de ayuda para seguir una alimentación sana y equilibrada. Podrá distinguir fácilmente qué alimentos son beneficiosos o perjudiciales para su organismo. No obstante, no intente comer tan sólo aquellos productos que resulten óptimos para su cuerpo, ya que esto podría provocar carencias alimenticias. Así pues, lo ideal es combinar los alimentos óptimos con aquellos que aparecen calificados como «buen complemento» (alimentos neutros).

Explicación de los símbolos: ○ = óptimo, − = buen complemento, ● = evitar

TABLA DE ALIMENTOS

Pescado y marisco

O	A	B	AB		O	A	B	AB	
−	●	○	−	Abadejo	●	−	●	●	Lobo de mar
−	●	●	●	Almejas	○	−	○	○	Lucio
−	●	●	●	Anchoas	○	○	○	○	Macarela
−	●	●	●	Angulas	−	●	●	○	Mejillones
○	●	○	−	Arenque (fresco)	○	●	○	○	Merluza
●	●	○	●	Arenque (marinado)	−	−	○	○	Mero
−	−	−	○	Atún, blanco	−	●	●	●	Ostras
○	○	○	○	Bacalao	−	○	○	○	Pargo
−	●	●	●	Bogavante	○	○	○	−	Perca de río
−	●	−	●	Calamar	○	−	○	○	Pez espada
−	●	●	●	Cangrejo de río	−	●	○	●	Platija
−	●	●	●	Cangrejos	●	●	●	●	Pulpo
−	○	−	−	Carpa	−	○	○	○	Rape
●	●	○	○	Caviar	●	●	●	●	Salmón ahumado
○	○	○	○	Corégono	○	○	○	○	Salmón crudo
−	●	○	●	Eglefino	○	○	○	○	Sardinas
−	−	○	○	Gallineta	●	●	−	−	Siluro
−	●	●	●	Gambas	○	○	○	○	Trucha arco iris
○	●	○	●	Halibut	−	○	○	○	Trucha asalmonada
○	●	○	○	Lenguado	−	●	−	−	Vieiras

Carne y huevos

0	A	B	AB	
●	●	●	●	Bacon
●	●	●	●	Cerdo
○	●	○	●	Ciervo
–	●	●	●	Codornices
–	●	○	○	Conejo
○	●	●	●	Corazón
○	●	○	○	Cordero
○	●	○	●	Corzo
●	●	●	●	Ganso

0	A	B	AB	
○	●	○	–	Hígado
–	–	○	–	Huevos
●	●	●	●	Jamón
–	●	○	○	Liebre
–	●	●	●	Pato
–	–	–	○	Pavo
–	–	●	●	Pollo
○	●	–	●	Ternera
○	●	–	●	Vaca

Leche y productos lácteos

0	A	B	AB	
●	●	–	●	Brie
●	●	–	●	Camembert
●	●	–	–	Cheddar
●	●	–	–	Edamer
●	●	–	–	Emmentaler
–	–	○	○	Feta
●	●	–	–	Gouda
●	●	–	–	Gruyère
●	●	●	●	Helado
●	●	○	○	Hüttenkäse
●	–	○	○	Kefir
●	–	○	○	Leche de cabra
●	●	–	●	Leche de mantequilla
●	●	○	–	Leche desnatada
●	●	–	●	Leche entera
–	–	○	○	Mozzarella

0	A	B	AB	
●	●	–	–	Münster
●	●	–	–	Neufchatel
●	●	–	●	Parmesano
–	–	○	○	Pecorino
●	●	–	●	Provolone
–	–	○	○	Q. fresco de cabra
●	●	●	●	Queso azul
–	–	○	○	Queso de cabra
–	–	○	○	Queso de oveja
●	●	–	–	Queso fresco
●	●	–	–	Queso fresco (con doble nata)
●	–	●	●	Queso fundido
●	–	○	○	Ricotta
●	●	–	–	Suero de leche
●	–	○	○	Yogur

Cereales y productos derivados

0	A	B	AB	
–	○	●	–	Amaranto
–	–	–	○	Arroz basmati
–	–	–	○	Arroz blanco
–	–	–	○	Arroz integral

0	A	B	AB	
–	–	●	○	Arroz salvaje
●	–	●	–	Bulgur
●	–	○	○	Copos de avena
●	●	●	–	Copos de trigo

Cereales y productos derivados (cont.)

0	A	B	AB	
●	–	●	●	Cornflakes
●	–	●	–	Cuscús
●	–	●	●	Fécula de maíz
●	●	●	–	Germen de trigo
–	○	○	○	Gofres de arroz
–	–	●	●	Har. de trigo sarraceno
–	○	○	○	Harina de arroz
●	–	○	○	Harina de avena
–	○	●	○	Harina de centeno
–	–	–	–	Harina de espelta
●	–	●	●	Harina de maíz
●	–	–	–	Harina de trigo
●	–	●	○	Harina de trigo con brotes
●	●	●	–	Harina de trigo entero
●	●	–	–	Harina de trigo moruno
–	–	●	–	Pan de cebada

0	A	B	AB	
–	–	●	○	Pan de centeno
–	–	–	–	Pan de espelta
●	–	–	–	Pan de Graham
–	–	○	○	Pan de mijo
●	●	●	–	Pan de trigo entero
–	○	○	○	Pan de trigo germinado
●	●	●	○	Pan integral
●	●	–	–	Pan negro de Westfalia
–	–	●	○	Pan sueco
●	●	–	–	Pasta (de trigo moruno)
●	–	○	○	Salvado de avena
●	●	●	–	Salvado de trigo
●	●	●	–	Trigo molido

Hortalizas

0	A	B	AB	
●	●	●	●	Aceitunas negras
–	–	●	–	Aceitunas verdes
○	○	–	–	Acelgas
○	○	–	–	Achicoria
●	–	●	●	Aguacate
○	○	–	–	Ajo
○	○	●	●	Alcachofas
–	–	–	○	Apio
–	–	–	○	Apio España
○	●	○	○	Batatas
●	●	○	○	Berenjenas
–	–	–	–	Berro amargo
○	○	○	○	Brécol

0	A	B	AB	
–	–	–	–	Calabacín (amarillo o verde)
○	○	●	–	Calabaza
–	–	–	●	Canónigos
○	○	–	–	Cebolla
–	–	–	–	Cebollitas de primavera
●	●	○	–	Col blanca
●	●	○	–	Col china
●	●	○	○	Col lombarda
○	○	○	○	Col rizada
●	–	○	–	Coles de Bruselas
●	–	○	○	Coliflor
○	○	–	–	Colinabo
–	–	–	–	Chalotas

Hortalizas (cont.)

0	A	B	AB	
●	●	–	–	Champiñones
–	●	○	●	Chile
○	○	–	○	Diente de león
●	–	–	●	Encurtidos (dulces y ácidos)
○	–	–	–	Endibias
–	–	–	–	Espárragos
○	○	–	–	Espinacas
–	–	–	–	Hinojo
–	–	–	–	Lechuga
–	–	–	–	Lechuga iceberg
○	○	–	–	Lechuga romana
●	–	●	●	Maíz
●	●	–	–	Patatas

0	A	B	AB	
–	–	–	○	Pepinos
–	●	○	○	Pimiento (amarillo y verde)
○	●	○	○	Pimiento (rojo)
○	○	–	–	Puerro
–	–	●	●	Rabanito
–	–	●	●	Rábano
○	○	○	○	Rábano picante
–	–	–	–	Radicchio
–	–	○	○	Remolacha
–	–	●	–	Rucola
–	○	–	–	Setas de ostra
–	●	●	–	Tomates
–	○	○	–	Zanahorias

Legumbres

0	A	B	AB	
●	●	○	●	Alubias de lima
–	●	○	●	Alubias rojas
–	○	–	–	Frijoles
–	●	●	●	Garbanzos
–	–	–	–	Guisantes dulces
–	–	–	–	Guisantes verdes
–	–	–	–	Habas
○	○	●	●	Habas blancas
–	–	–	–	Habichuelas

0	A	B	AB	
–	–	–	–	Judías blancas
–	○	–	–	Judías frescas
–	○	●	–	Judías negras
–	○	–	–	Judías verdes
–	–	–	–	Keniabohnen
●	○	●	○	Lentejas
●	○	●	–	Lentejas rojas
●	○	●	–	Lentejas verdes

Hierbas aromatizantes

0	A	B	AB	
–	–	–	–	Ajedrea común
–	–	–	–	Albahaca
–	–	–	–	Cebollino
–	–	–	–	Eneldo
–	–	–	–	Estragón
–	–	–	–	Laurel

0	A	B	AB	
–	–	–	–	Mejorana
–	–	–	–	Menta
○	–	○	○	Perejil
–	–	–	–	Romero
–	–	–	–	Salvia
–	–	–	–	Tomillo

TABLA DE ALIMENTOS

Frutas

0	A	B	AB	
–	○	–	–	Albaricoque
–	○	–	–	Arándano
–	○	○	○	Arándano encarnado
–	–	●	●	Carambolas
–	○	–	○	Cerezas
○	○	○	○	Ciruelas
○	○	○	–	Ciruelas secas
–	–	–	–	Dátiles
–	–	–	–	Frambuesa
●	–	–	–	Fresas
–	–	●	●	Granada
–	–	–	–	Granos de saúco
–	–	–	–	Grosellas (negras y rojas)
–	–	●	●	Guavas
○	○	–	○	Higos (frescos y secos)
–	–	–	○	Kiwis
●	–	–	–	Lichis

0	A	B	AB	
–	–	–	–	Lima
–	○	–	○	Limones
●	●	–	–	Mandarinas
–	●	–	●	Mangos
–	–	–	–	Manzana
–	–	–	–	Melocotones
●	●	–	–	Melón
–	●	–	–	Melón Cantalup
●	●	–	●	Naranjas
–	–	–	–	Nectarinas
–	●	○	–	Papayas
–	–	–	–	Peras
–	○	○	○	Piña
–	●	○	●	Plátanos
–	○	–	○	Pomelo
–	●	●	●	Ruibarbo
–	–	–	–	Sandía
–	–	–	○	Uva espina
–	–	○	○	Uvas
–	○	–	–	Uvas pasas
●	○	–	–	Zarzamora

Frutos y semillas

0	A	B	AB	
●	●	●	●	Aceite de alazor
●	●	●	–	Aceite de cacahuetes
●	●	●	●	Aceite de coco
–	–	●	–	Aceite de colza
–	–	–	–	Aceite de hígado de bacalao
○	○	–	–	Aceite de linaza
●	●	●	●	Aceite de maíz germinado
○	○	○	○	Aceite de oliva

0	A	B	AB	
–	●	●	●	Aceite de sésamo
–	–	–	–	Almendras
–	–	●	●	Avellanas
●	○	●	○	Cacahuetes
○	○	●	●	Calabaza común
●	●	●	●	Cocos
–	–	–	–	Crema de almendras
●	○	●	○	Manteca de cacahuetes
–	●	–	–	Mantequilla

Aceites y mantequilla

0	A	B	AB	
○	–	–	○	Nueces
●	●	●	–	Nueces Cashew
–	–	–	–	Nueces de Macadamia
–	–	–	–	Nueces de pecana
●	●	–	–	Nueces del Brasil
–	–	●	–	Piñones
●	●	●	–	Pistachos
–	–	●	●	Semillas de girasol
–	–	●	●	Semillas de sésamo
●	–	●	●	Semillas de adormidera
–	–	●	●	Tahini

Especias y condimentos

0	A	B	AB	
●	●	–	●	Aceto balsámico
–	○	–	○	Ajo
●	●	–	●	Alcaparras
–	–	–	–	Alcarávea
–	–	–	●	Anís
–	–	–	–	Azafrán
–	–	–	–	Azúcar (blanco y moreno)
–	–	–	–	Cacao
–	●	–	–	Canela
–	–	–	–	Cardamomo
–	○	●	●	Cebada
–	–	–	–	Cilantro
–	–	–	–	Clavo
–	–	–	–	Comino
○	–	–	–	Cúrcuma
○	–	○	○	Curry
–	–	–	–	Chocolate
–	–	–	–	Jarabe de arce
○	○	○	○	Jengibre
●	●	●	●	Ketchup
–	●	–	–	Mayonesa (light)
–	○	–	–	Melaza
–	–	–	–	Menta verde
–	–	–	–	Miel
–	○	–	–	Mostaza
●	–	–	–	Nuez moscada
–	–	–	–	Pimentón
●	●	●	●	Pimienta (negra y blanca)
–	●	–	●	Pimienta (roja)
○	●	○	–	Pimienta de Cayena
–	–	–	–	Pimienta de Jamaica
–	–	–	–	Polvo de mostaza
–	–	○	○	Rábano picante
–	–	–	–	Sal
–	●	–	●	Salsa Worcester
●	–	–	–	Vainilla
●	●	–	●	Vinagre de manzana
●	●	–	●	Vinagre de vino blanco
●	●	–	●	Vinagre de vino tinto

Zumos de frutos y hortalizas

0	A	B	AB	
–	○	–	○	Zumo de apio
○	○	–	○	Zumo de cereza
○	○	–	–	Zumo de ciruela
●	–	○	○	Zumo de col
–	○	–	–	Zumo de limón
●	–	–	–	Zumo de manzana
–	○	–	–	Zumo de melocotón

0	A	B	AB	
●	●	–	●	Zumo de naranja
–	●	○	○	Zumo de papaya
○	○	○	–	Zumo de piña
–	○	–	–	Zumo de pomelo
–	●	●	–	Zumo de tomate
–	–	○	○	Zumo de uva
–	○	–	–	Zumo de zanahoria

Refrescos y bebidas alcohólicas

0	A	B	AB	
○	○	○	–	Agua
●	●	●	●	Bebidas alcohólicas
●	●	●	●	Bebidas de cola
–	●	–	–	Cerveza
●	●	●	●	Limonadas

0	A	B	AB	
●	●	●	●	Limonadas de dieta
●	–	–	–	Mosto
–	–	–	–	Vino blanco
–	○	–	–	Vino tinto

Café, tés e infusiones

0	A	B	AB	
●	○	–	○	Café (también sin cafeína)
–	–	–	–	Infusión de abedul
●	–	●	●	Infusión de bolsa de pastor
●	○	–	–	Infusión de corazoncilla
○	–	–	–	Infusión de diente de león
●	○	–	○	Infusión de equinácea
○	○	○	○	Infusión de escaramujo
–	–	○	–	Infusión de frambuesa
●	–	●	●	Infusión de genciana
○	○	○	○	Infusión de ginseng
●	–	–	○	Infusión de hojas de fresa
●	–	●	●	Infusión de hojas de sen
○	○	○	○	Infusión de jengibre
○	–	●	●	Infusión de lúpulo
–	●	–	–	Infusión de menta de gato

0	A	B	AB	
○	–	○	–	Infusión de menta poleo
–	–	–	–	Infusión de menta verde
–	–	–	–	Infusión de milenrama
–	○	–	○	Infusión de oxiacanta
●	●	●	●	Infusión de ruibarbo
–	–	○	–	Infusión de salvia
–	–	–	–	Infusión de saúco
○	–	●	●	Infusión de tila
–	–	–	–	Infusión de tomillo
●	–	●	●	Infusión de tusilago
–	○	–	–	Infusión de valeriana
–	–	–	–	Infusión de verbena
–	○	–	○	Manzanilla
●	●	–	●	Té negro
○	○	○	○	Té verde

Índice de recetas

Título original: *Die Mediterrane Blutgruppen Diät*
Autores: Sylvie Hinderberger y Christopher Hammond

Traducción: M.ª del Rosario García Freire
Fotografía de la portada: Getty Images
Fotografías: Mauritius / age fotostock, pág. 2; ZEFA/Mandelstein, pág. 6;
todas las demás: Gerhard Poggenpohl, Sigmarszell

© 2001, Weltbild Ratgeber Verlage GmbH & Co. KG. München
    Este libro ha sido negociado a través de Ute Körner Literary Agent, S. L.,
    Barcelona
© 2004, Ediciones B, S. A., en español para todo el mundo
    Bailén, 84 - 08009 Barcelona (España)
    www.edicionesb.com

Impreso en España - Printed in Spain
1.ª edición: febrero, 2004
ISBN: 84-666-1289-0
Depósito legal: B. 44.859-2003

Impreso por Industria Gráfica Domingo